精神科医
宮田雄吾
Miyata Yugo

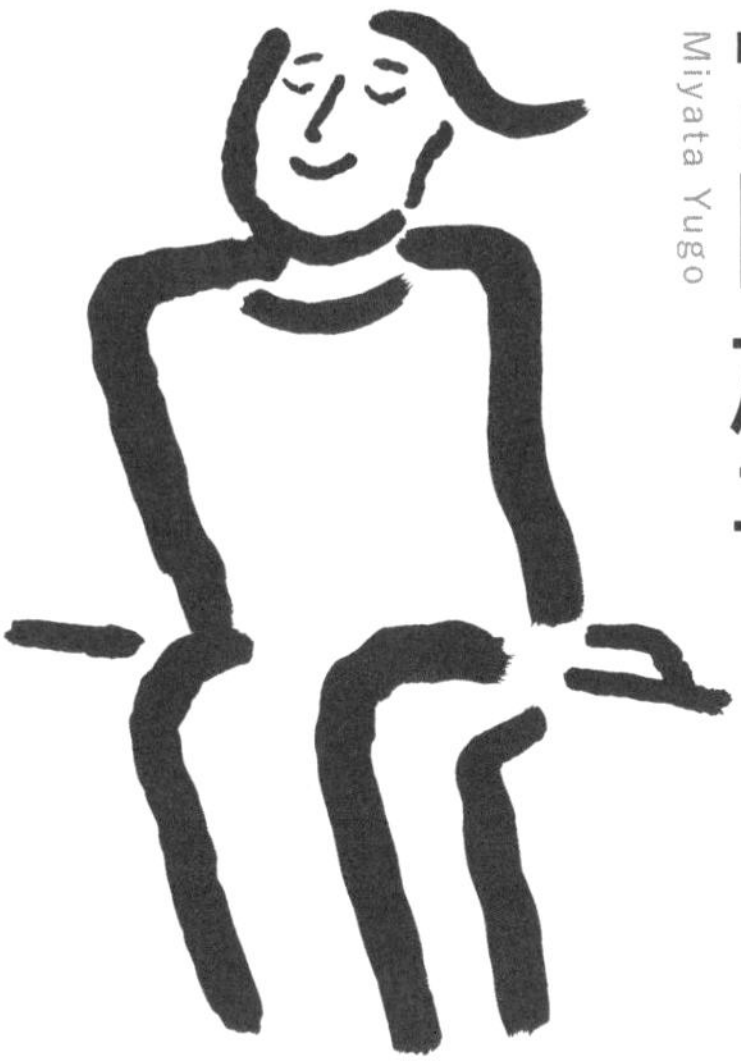

ストレスに強い人になれる本

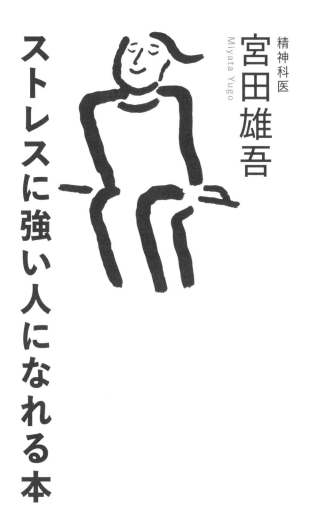

日本評論社

目　次

ストレスに強い人になれる本

第1章　ストレスを上手に処理しよう

ストレスって悪いもの？

私たちの周りにはストレスが満ち溢れています。このストレスというやつはなかなかやっかいで、いくら振り払ってもやっつけても蘇って、私たちに襲いかかります。そのしぶとさはまるでゾンビです。このやっかい極まりないストレスと上手に付き合っていくためにどうしていけばいいか、少しずつお話ししていこうと思います。

話を始めるにあたって、まずはこの「ストレス」という用語について確認しておきます。よく「テストがストレス」とか「仕事がストレス」などと使いますが、このような外界からの刺激は正式には「ストレッサー」と呼びます。では、ストレスとは正式には何かというと、寒冷・外傷・精神的ショックなどの外界からの刺激に対して生体側が示す「反応」のことを指します。実際には生体反応である「ストレス」と外界要因である「ストレッサー」は混同して使われていますし、本書でも特に区別せずにストレスという言葉を使おうと思います。

さて、みなさんはストレスと聞いて、どういうイメージをもちますか？苦痛、避けたい、プレッシャー、人間の敵、色でいうと灰色……。

私と同世代の男性であれば、森高千里さんの六枚目のシングルである『ザ・ストレス』という名曲を思い浮かべて、心を熱くする方もいらっしゃるかもしれませんが、まあ一般には「つらいもの」「よくないもの」としてとらえることが多いと思います。しかし、実は**ストレスは決して悪いものではない**のです。

ほどよいストレスは人間の生活を活性化します。

たとえば「遊園地」。そこにはジェットコースターのスリル、おばけ屋敷の与える恐怖を求めて、休日には長い行列ができます。

さらに「小説」。主人公に次々と降りかかるピンチに、私たちはハラハラドキドキします。そもそも主人公に何も悪いことが起こらない小説なんか、読んでいてもちっともワクワクしないでしょう。

ロールプレイングゲームだって、軽々クリアできるダンジョンばかりでは退屈してしまいます。

要するに、適度なストレスは私たちの気持ちを湧き立たせるのです。

さらに、**適度なストレスは私たちを成長させます**。いや、ストレスは成長するために不可欠だとすらいえるでしょう。

小学一年生の時に初めて足し算を学んだ子どもは、難しいなあとストレスを感じます。しかし、そのストレスにもちこたえ、足し算を習得した子どもはさらに引き算、掛け算、割り算へとより難しく困難なストレスに向かい合えるようになっていきます。

もちろん、最初からあまりに大きすぎるストレスを与えてはダメです。小一の子どもに微分積分の課題を与えるようなことをしてはいけません。やはり、ストレスは少しずつ与えないといけないのです。

みなさんが**ストレスを感じた時に「今、自分は成長できるチャンスを迎えている」と考えてもいい**かもしれません。

ストレスってすぐに解消できる？

みなさんのストレス解消法は何ですか？

まあこれでもかというくらい、巷にはストレス解消法に関してのさまざまな本や記事が溢れています。マッサージ、アロマオイル、ヨガ、半身浴に森林浴、パワースポットめぐり、友だちとのランチ、甘い物を食べる、モーツァルト、ブラームスにヘビメタ……。

いずれもそれなりに悪くないでしょうし、お好きな方はぜひ楽しんでいただきたいのですが、これでストレスが解消されるかというと、そこははなはだ疑問です。

そもそも、**ストレスをなくすことは不可能**です。たとえば私たちは、ベッドで寝ている時でさえ、体には重力を感じ、さらに寒さや暑さも感じます。

さらにいうと、本当に大きなストレスは何かのお手軽解消法であっさり消えるようなものではありません。

たとえば、何年も付き合った大切な人と別れたあとに、少々アロマオイルを焚いたくらいで哀しみが減るでしょうか？　そこでは軽妙なモーツァルトも暗いブラームスも激しいヘビメタも無力です。

もし何かのストレス解消法でスッと解消できたなら、それは何もしなくても解消できるくらいの軽いストレスだったと考えるといいでしょう。

まあ、巷に溢れているストレス解消法は「余暇の優雅な過ごし方」「趣味」くらいに考えてください。

ただちにストレスを解消する手段などありません。私たちの抱えたストレスは急には減ってくれないのです。だから何かつらいことがあった際に、気持ちが急に切り替えられない自分を「情けない」「異常だ」などと考えるのはやめましょう。

ストレスの乗り越え方

では、私たちはどうやってストレスを乗り越えていけばいいのでしょうか。

その答えは身もふたもないのですが、泣いたりクヨクヨしたりしながら時間をかけ、日々の生活を送りつつ、なんとか乗り越えていく、というのが正解です。

どのくらい時間がかかるかは、そのストレスの程度によって異なります。たとえば「大切な人の死」といった大きなストレスを乗り越えるにはとても長い時間がかかるでしょう。

四十九日などは悲しみのピーク。私の生まれ育った長崎市には、初盆に盆提灯や造花で飾った精霊船《しょうろうぶね》を作って、爆竹を鳴らしながら波止まで運ぶ「精霊流し」という風習がありますが、まるで爆撃でも行われているかのような爆竹のすさまじい破裂音の中にあっても、まだまだ悲しみは押し寄せてきます。

体験的には、七回忌くらいから少しは涙が減るでしょうか。でも、ふとした時に亡くなった人のことを思い出して声が詰まることはその後も経験するはずです。

ストレスを乗り越えるにはそのくらい**時間が必要**なのです。

しかし、このストレスを乗り越えるために使った時間は、決して無駄な時間ではありません。ストレスはその人を成長させるという話を前にしましたが、このストレスを乗り越えるために泣いたりクヨクヨした時間は、自分のあり方を考えたり、他人の優しさを知ったりといった貴重な体験ができる時間だともいえます。

だからこそ、**つらい時はしっかりと全力で悲しんでください。**

物理的なストレスは要注意

ストレスに関して考える時に、見落としがちなことがいくつかあります。

私たちはストレスというと「つらい出来事」「人間関係」といった心理的な問題ばかり

を考えがちです。しかし、実はストレスとは心理的な問題ばかりではありません。「暑さや寒さ」「ジメジメ」「気圧の変化」「うるささ」「部屋の明るさや暗さ」といった物理的なことも大きなストレスとなります。

季節の変わり目などで急に気温が下がった時に体調を崩す人が増えることや、入浴時にご高齢の方が急に倒れてしまったりするヒートショックという現象は、温度の変化がストレスになったケースです。感覚が鋭敏な自閉スペクトラム症の人の中には「湿度の変化」や「気圧の変化」が苦手で、梅雨時や台風が近づいた際などに急に不機嫌になる人がいます。さらに、聴覚が過敏なタイプだと、人が大勢いてうるさいとそれだけで落ち着かなくなることも少なくありません。

要するに、ストレスを緩和するためには心理的なことばかりではなく、**物理的なストレスを減らす工夫をすべき**なのです。

たとえば、温度の変化に弱い人なら「クーラーを積極的に入れる」「浴室に温度が下がりすぎないような機能をつける」、うるささに弱い人なら「遮音カーテンを買う」「耳栓をする」「テレビを無駄につけない」、湿度の変化に弱いなら「ハワイに住所を移す」、無理なら「除湿する」などがすぐに浮かびます。

ちなみに、夏場になるとよく「冷房は二八度に」という話を聞きます。地球温暖化や電力の節約の問題もあるでしょうからわからなくもないですが、人によって快適な温度は違うはずなのです。二八度に固執することで職場のイライラが増えていてストレスが高まるようでしたら、もう少し柔軟に考えてみればいいと思います。

さらに、行政機関に昼休みに足を運ぶと、節電のためといい、職員さんが真っ暗な中で食事をしていることもあるのですが、こういうことも職員さんのストレスを高めて、逆に作業効率を下げていないか検討することも必要ではないでしょうか？

いい出来事もストレスになる

他にもストレスに関して考える時に、見落としがちなことがあります。

私たちはストレスについて考える際には「つらい出来事」「悲しい出来事」といった悪い出来事を思い浮かべがちです。しかし、実はストレスの原因になるのは、このような悪い出来事だけではありません。いい出来事も悪い出来事も、同じくらいストレスとなるのです。

たとえば、めったに行くことはないフランス料理を「記念日だから今日は奮発しよう」と食べに行った際、「ああ素敵、インスタ映えする」などと言いつつも、「ワインはどれを頼めばいいんだ?」「この料理名はいったい何だ?」など、妙にストレスを感じて疲れませんか? それがとってもおいしい料理だったとしても「何を食べたかよくわからない」なんてことになって、結局、その後行きつけの居酒屋のポテトサラダと揚げ出し豆腐が妙に恋しくなるものです。

他にも、結婚式では「この人生最良の日」というフレーズをよく耳にします。しかし、結婚式の前にはなかなか招待客に出す案内状を書いてくれない婚約者にヤキモキしたり、式のやり方で微妙にずれた意見のすり合わせに気を揉んでいるでしょうし、当日は当日で朝早くからバタバタと動き回り、式が始まる頃にはすでに疲れ果てています。さらにいうと、これから始まる新生活では、違う価値観をもつ家庭で育った二人が同居して新たな役割を得て生活するわけですから、結婚式の日は「この人生で最大級にストレスが大きい日」ともいえるわけです。

他にも「彼氏ができた」「大学に受かって東京に行く」「就職する」「新しい家を建てた」「子どもが産まれた」「会社で出世した」なども、周囲から「おめでとう」「よかったね」「頑張ってね」と言われそうですが、その後は置かれた環境が大きく変化しますし、今までに比べるとずっと忙しくなるかもしれません。要するに、いい出来事であってもストレスがとても大きいことはいろいろあるのです。

しかし、このような出来事の場合、周囲は「頑張れよ」と励ますばかりで、その大変さには目を向けません。悲しみの淵にある人には心配して「無理するなよ」と声をかけるけれど、喜びの中にある人のことは誰も心配しないのです。

もちろん周囲だけでなく、本人にしたって喜びの中にあるストレスはあまり意識しませんから、知らず知らずに無理を重ねて、結果的に体調を崩す人が増えるのです。

いい出来事もストレスになることを知って、無理しすぎないようにしたり、ちょっと休憩したりすることも大切なことだと知っておいてください。

ストレスは体の症状を引き起こす

もう一つ、ストレスに関して考える時に見落としてはならないことがあります。

それは、ストレスは心に影響を与えるだけでなく、体に影響を与えるということです。単純に「つらかった～」というだけのものではないのです。

具体的にいうと、ストレスは「自律神経」に影響を与えます。さらに詳しくいうと、緊張した時に働く交感神経のほうが、リラックスした時に働く副交感神経よりも強く働く状態を引き起こすのです。

この状態は、闘い争う〝闘争〟と走って逃げる〝逃走〟を合わせて「闘争・逃走反応」と呼ばれます。要するに「危険だ！　戦うか逃げる準備をしろ！」という体の反応です。

猫なら外敵を前にしてキーッと毛を逆立てた状態、人ならば「高いところに上った時」「人前でスピーチする時」「好きな女の子の横でドキドキした状態」などをイメージするとわかりやすいと思います。

具体的には「瞳孔は広がる」「口の中はネバネバ、カラカラになる」「心臓の鼓動は高まる」「呼吸は浅く荒くなる」「胃腸の働きは落ちる」「冷汗が出る」「鳥肌が立つ」「体は震える」という状態になります。

ストレスが大きい環境の中でこのような反応が長時間継続してしまうと、体はたいへん疲れます。だからこそ、ストレスが大きな際には「ぬるい風呂にゆっくり入る」「ヨガをする」「あたたかいミルクを飲む」「呼吸法を工夫する」などで体の調子を整えることが大切なのです。

そして緊張した自律神経を整えるために一番いいのは、**ほどよく食べて、よく眠ること**であると知っておきましょう。

最もスッキリできる方法は何？

ストレスを解消してスッキリするには、「上手に気晴らしをする」のが一番と考えがちだと思います。

しかし、さまざまな気晴らしよりもはるかにスッキリできる方法があります。

それはいわれてみたらまったく当たり前のことです。さて、何でしょう？

正解は「ストレスの原因になっている問題自体を解決してしまうこと」です。

たとえば、受験のストレスを減らすために有効なのは、目の前の問題集を開いて勉強を開始することであり、究極的には受験に合格することです。「確定申告の書類出さなきゃ、面倒くさいなあ」と感じている方はとにかく源泉徴収票をかき集めて計算を開始して、提出してしまえば問題は解決します。さらに夫との関係がうまくいかないと感じていたならば、夫を避け続けるのではなく、感じている不満や自分の希望を伝えて話し合うことが最も解決につながりますし、友人を傷つけて気まずいと感じているならば、早めに謝罪するのが一番です。

結局、最もスッキリする方法は、上手な気晴らしではなく、気になっていることにきちんと向かい合って事態を解決してしまうことなのです。

もちろん、これはわかっていてもなかなかできないことかもしれません。取り組む気力が湧かないこともあるでしょうし、問題に向かい合うには勇気もいります。覚悟を決めるには少々時間だって必要でしょう。だからこそ、世間ではいろいろなストレス対処法が提唱されているわけです。しかし、これらのありとあらゆるストレス対処法は、問題解決の間の苦しさを一時的に軽減する方法に過ぎません。苦しさの根本は解決していないのです。

だからこそ、苦しい時は一時的にはいろいろなストレス対処法も用いて苦しさをごまかしても構いませんが、最終的には**ストレスになっている物事自体をきちんと解決する**という目的を見失わないことが大切なのです。

筋トレのように

しかし、いくら最終的にはストレスになっている物事に向かい合うことが大切とはいっても、四六時中頑張ってばかりだと心も体ももちません。疲れ果ててしまいます。

では、どのようにしてストレスに向かい合えばいいのでしょうか。

向かい合うには、二つのことを押さえておけばいいと思います。

一つ目は、ストレスと向かい合って、エネルギーが減少してきたら、枯渇する前にちゃんと休養を取ること。要するに「疲れたなあ」と思ったら適度に休むということです。疲れ果てた結果、自律神経失調症状が出てきても休まないなんてことになると、体の病気になったりうつ病になったりなど、本格的に心身に不調をきたしかねません。

そして二つ目は、エネルギーがある程度たまったら、ストレスと向かい合うことです。ただ休みっぱなしでいても、ストレスになっている物事は何も変化しません。さらにゴロゴロしてばかりいたら体力も低下します。そして、じっとひきこもってばかりだと社会的な立場の悪化など、二次的な問題が出かねません。

「疲れたら休み」「元気になったらストレスへ向かい合う」

そう考えてみれば、これは「筋肉トレーニング」と一緒です。筋肉もがむしゃらに鍛えてばかりでは、いつか傷めてしまうでしょうし、まったく使わずにいたらプヨプヨになってしまいます。バランスよく鍛えることと休ませることを繰り返すことによって筋肉は丈夫なものになります。

同じくストレス対処能力も「鍛える」「休養する」の繰り返しによって向上させることができるのです。

ストレスになっている物事自体を減らす

では、ストレスに頑張って向かい合ったものの、あまりにストレスが大きすぎて、体調を崩すまでに至ってしまった時は、どうすればいいのでしょうか。

いくらストレスに向かい合うことが大切といっても、体調を崩すまでになっている場合、さらに無理を重ねるようなことをしてしまうと、本格的な病気へと発展しかねません。

そのような時に真っ先にしなければならないのは、前にお話ししたとおり、ストレスによって負担のかかっている「体のお手入れ」すなわち「ほどよく食べて、よく眠る」です。これはいかなる時もストレス対処の基本中の基本になります。

そうして体調がある程度整って、「さあ動き出そう」という際に一つ実行しなければならないことがあります。それは、体調を崩す原因となったストレス要因そのものを減らすことです。

体調を崩すほどストレスの大きかった物事に、何の工夫もしないまま、また同じように向かい合っても、そう簡単にうまくいくものではありません。今の自分ではそのストレスになっている物事に向かい合う実力や体力が不足しているわけですから、**まずは今の自分**

でもなんとかこなせるところまで、ストレスになった物事のボリュームや難易度を一度減らしてみることを検討しなければならないのです。

たとえば、たくさんすべきことがあって手に余るならば、他の人に代わってもらうか、手伝ってもらうことを検討する。さらに優先順位をつけ、絶対にしなければならないことを絞り込む作業が必要です。もしバイトがつらくてたまらないならば、シフトを減らしてもらったり、別のバイトに移ることを考えましょう。もし人間関係がきついならば、少し距離をとって顔を合わせる機会を減らしましょう。ツイッターでねちっこく絡まれたならば、ただちに何の躊躇《ちゅうちょ》もなくブロックしてしまうといいのです。

このように大きすぎるストレスを自分の力に合ったボリュームまで減らしたうえで、残しておいた自分でもこなせそうな物事に対して、丁寧に向かい合う作業を重ねて、少しずつ自分のストレスに対処する力を育てていくといいと思います。

ストレスは我慢せずに受け流そう

「自分はとにかくストレスに弱いんだ」という人は結局、どうしたらストレスに強くなれるのでしょうか。

実は「ストレスに対して体がもちこたえる力」すなわち「ストレスにじっと耐える力」はある程度、生まれつき決まっていて、大きくは変えられません。「ストレスが加わると、お腹が痛くなりやすい」などという体質自体は大きくは変わらないのです。

もしストレスに対して体が過敏に反応しすぎないようにできるとしたら、方法はたった一つだけです。それは症状を和らげる「薬の力を借りる」という方法です。あくまでもこれは一時しのぎであり、「苦しかったらすぐ薬」と必要以上に乱用していいものではありません。やはり薬は専門家と相談して慎重に使わなければならないのです。

「じゃあ、ストレスに強くなんてなれないんだな」とガッカリした方もおられるかもしれません。確かにストレスにじっと耐える力はたいして変わりませんが、実際には私たちは子どもの時より「多くの物事」や「たいへんな出来事」に向かい合うことができます。

それはなぜでしょうか？

それは私たちが子どもから大人へと成長するにあたって、積み重ねてきた数多くの経験を糧にして「ストレスを受け流す技術」「ストレスをこなす技術」を高めたからです。

世のお母さんが、わが子の子育てを振り返って、よく「一人目は大変だったけど、二人目は楽だった」とおっしゃいます。それは子どもの資質によるものだけではありません。おそらく一人目の子どもをさんざん悩みながら育てる中で、このあたりは手を抜いていいことがわかり、二人目からは効率的に子育てできるようになったというお母さん側の要因が大きいのです。

「そのあたりはだいたいでいいさ」

「出たとこ勝負で、行ってから考えよう」

「まあ、なんとかなるさ」

「ダメもとよ」

「明日できることは明日でいいさ」

「そんなこと言われても、私にはできません」

「それは私にはよくわかりません」

などという**「いい加減さ」「適当さ」「適度な無責任さ」**が、実はストレスを抱え込まずに上手に受け流せるストレスに強い人のあり方であることを知っておいてほしいと思います。

第2章　ストレスに強くなれる考え方

ストレスに強い≠立派

ここからはストレスに強くなれる考え方についてお話ししていこうと思うのですが、その前に、まず大前提として知っておいてほしいことが一つあります。

それは**「ストレスに強いあり方」と「模範的で立派なあり方」はそもそも異なる**ものだということです。

私たちは学校や親からさんざん〝模範的で立派なあり方〟を教わってきました。

たとえば「今日できることは今日しなさい」「自分のことよりも他人のことを考えなさい」というのは模範的で立派なあり方です。

この模範的で立派なあり方をきちんと学び、必要な時には実行できるようになることは大切なことです。もしすべての人が立派な生き方をいっさいやめたならば、この社会は成立しないと思います。

しかし、これらの立派なあり方が「ストレスに強いあり方」なのかというと、必ずしもそういうわけではありません。

ストレスに強いあり方は、「明日できることは明日でいいさ」「他人のことばかり考えずに、自分のことを優先的に考えよう」なのです。まあ、立派なあり方とストレスに強いあり方は一八〇度違う場合だってあります。

私たちがこのストレスの溢れた世界を生き延びていくためには、この一八〇度違う「立派なあり方」と「ストレスに強いあり方」のどちらも大切です。

前章でストレスに向かい合う際には、筋トレと同じように「疲れたら休養」し「エネルギーがたまったら向かい合うこと」の両方が必要とお話ししました。それと同じように、疲れがたまっている際には「ストレスに強い考え方」を用い、自分に余裕がある際は「立派で模範的な考え方」を用いるという感じに使い分けるといいのです。

矛盾している自分を恥じることなく、「命は大切に」と言いつつ、血の滴るようなステーキをほおばり、「他人の不幸を喜ぶような大人になってはダメよ」と言いつつ、芸能人の不倫のニュースを楽しみましょう。子どもに「テレビばかり観ずに勉強しなさい」と言いつつも、洗い物をしないままテレビドラマにドップリとハマる姿こそ、ストレスに強い成熟した大人の姿です。

状況によって矛盾した価値観を平気で使い分ける柔軟さこそが、ストレスに強くなるためには大切だと知っておきましょう。

前向きに考える

では、ここからストレスに強くなれる考え方について、具体的に一つずつ挙げていこうと思います。

まず、問題を出します。これは企業の新人研修で用いられる有名な問題らしくて、私は元商社マンから居酒屋で教えてもらいました。まあ知っている人は知っているかもしれません。

ある南の島に、日本の商社マンが派遣されました。

社長からは「この一〇〇〇足の靴を全部売り切るまで、島から帰ってきてはならん！」

と厳命されています。

商社マンがその島の飛行場に降り立ったところ、なんと島の住人は誰ひとりとして、靴を履いていません。全員裸足で生活しているのです。どうやらその国には靴を履くという文化そのものがないみたいです。

この状況を前にして、その商社マンはどのように社長に報告すればいいでしょうか？

「誰も靴を履いていません。売れる見込みはありません」と報告して、「俺は一生この島から日本に帰れないんだ……」と考えるような商社マンは決して出世できません。

そう、正解は「この島では誰も靴を履いていません。ビジネスチャンスです。一万足、至急追加頼む！」です。

後ろ向きに考える人は「靴を履く文化がないんだから、靴なんか売れるはずがない」と考えがちです。しかし前向きに考える人は「誰も履いていないなら、売れば飛ぶように売れるはず。一人当たり三足は売れるな。あっ、靴磨きクリームも一緒に売ろう」と考えるわけです。

同じ事態であっても、とらえ方一つでこれほどまでに違います。

失敗した時に、「経験値が上がったな」「いい教訓を手に入れた」と考え、すごくまずいラーメン屋に出くわしたならば「おお、また話のネタができた」、彼女にフラれたら「この体験を歌にすれば、きっとミリオンセラーになって日本中の女性にキャーキャー言われるんじゃないか」というふうに前向きに考えることができる人、すなわち**ポジティブシンキングができる人はストレスに強くなれる**のです。

柔軟に考える

でも、ちょっと付け加えておくと「ポジティブシンキングならいい」わけではありません。

ちなみに私が暮らしている長崎県大村市でポジティブシンキングな人が最も多く生息する場所はどこなのかなと考えると、何の根拠もないですが、おそらくボートレース発祥の地「ボートレース大村」、これが佐賀県武雄市なら「武雄競輪場」かな？　もしかしたら「パチンコ屋さん」かな？　いずれにしろ「次は大当たり、絶対くる」と、人一倍前向きな人がいっぱいいるのではないかと勝手に空想しているわけです。統計など取りようもないのですが……。

でもまあ実際には、そう大当たりするわけではなく、実際は勝ったり負けたり、負けたり勝ったり、中には負けたり負けたりという人もいるでしょうから、そのおかげでわが大村市の財政は競艇事業収入にたいそう助けられています。

要するに、物事に向かい合う際には、現実離れしてポジティブすぎてはダメ！　状況によっては「そう簡単に大穴がくるはずなんかない」とネガティブに考えて、「今晩のおかず代までは賭けない」という慎重な選択をする姿勢も求められるでしょう。

結局のところ、大切なのは「ポジティブな考え方」と「ネガティブな考え方」の間を行ったり来たりできる柔軟さです。

競艇にいそしむ際には「絶対次は大当たり」と超ポジティブシンキングで楽しみ、仕事の際にはネガティブシンキングを発揮して危険な事態を未然に回避する。この**ポジティブにもネガティブにも考えることができ、二つの考え方の間を簡単に行き来できる柔軟さをもつ**ことがストレスに強いあり方なのです。

正解を探すのではなく、都合よく決める

やはり物事は一方向からだけ考えるのではなく、さまざまな角度で考えられるようになるといいのです。

実際に私たちが社会的な体験を積む中で、世の中には相反する、矛盾する考え方がたくさんあるんだなあとか、社会には表も裏もあるんだなあと気づかされます。

昔からよく使われることわざなんか、まさに矛盾だらけです。

「君子危うきに近寄らず」vs.「虎穴に入らずんば虎子を得ず」

「三度目の正直」vs.「二度あることは三度ある」

「善は急げ」vs.「急がば回れ」

何が本当なのか、さっぱりわかりません。

そんな時に「本当は何が正しいのか」「この世の真理は何なのか」と考えるのはストレスには弱い考え方です。

では、どう考えたらいいかというと「本当に正しいこと」を追い求めるのではなく、どの考えを採用したほうが自分にとって現時点で「得か」とか「気持ちが楽か」という視点から考えるといいのです。

そもそもどうしたらいいかなど、やってみたあとでないとわかりません。正解は闇の中だし、どっちも一長一短あって、どっちもほどほどに正解なんてことは普通にあります。

だからこそ、そんな時は**「正解・不正解」ではなく「損得」や「苦労や手間が少ないか」で考えるといい**のです。

数学の授業では、あらかじめ決められた正解を探すことが求められます。そんな教育を受けてきた私たちも、ついつい正解探しに躍起になりがちです。

しかし正解を探し求めることに多くの時間を割くよりも、「正解はこれ」と自分にとって都合のいい形にさっさと決めてしまって、悩むことに使っていた時間を楽しいことに振り分けたほうが、トータルでの幸福感は増えることが少なくないことは知っておきましょう。

シンプルに考える

ここでちょっと青春時代に立ち返ってみましょう。

あなたは、ある控えめな女の子のことが好きで好きでたまらなくなってしまいました。相手の女の子とは今もそこそこ仲良しではあります。しかし果たして恋愛に発展できるかは自信がない。相手はとても控えめなので、向こうから告白してくることなんか望めない。もしフラれてしまったら、今までのいい関係も壊れてしまうかもしれない。それにもし付き合えても、すぐ愛想をつかされてしまうかもしれない……。

結局、何も言えぬままに毎日毎日相手のことを想い続けるうちに、その女の子はあっさり別の男の子から告白されて、その相手と付き合い始めてしまいましたとさ。チャンチャン。

気弱な男子はしばしばこのような状況に陥ってしまいがちです。

「告白しようか。いや、やっぱりやめようか。どうしようか……。ウジウジ」

しかし人生経験を重ねて、恋愛偏差値を高めてくると変わってきます。

さあ、恋愛経験を自分なりに重ねて、そこそこ成熟した大人のみなさん、正解をどうぞ。

「付き合いたければ、告白するしかない」

はい、正解！

フラれた時のことなどはさておき、まずは「付き合いたければ告白するしかないのだから告白する」と**シンプルに考えることが、ストレスに強くなれる考え方**なのです。

複雑に考えれば、いくらでもマイナスの要素は出てくるかもしれません。しかし、目的を達成し、事態を先に進めたいならば、「しなければならないことはするしかない」とシンプルに割り切るしかないのです。

ちなみに先ほどの男子の場合、告白したあげくにもしフラれたならば「①あきらめる、②時間をおいて再度アタックする、のどちらかしかない」とさらにシンプルに考えて行動するしかないでしょう。

先のことは先で考える

私が精神科医として仕事をしていると、これから先の未来のことを心配している患者さんにとにかく多く出会います。

「自分は将来仕事に就けるか」「わが子はいい高校に入れるか」「結婚できるか」「戦争は起こらないか」「地震がまた起こらないか」……。挙げればきりがありません。

しかし、私たちは未来と今を行き来できるタイムトラベラーではないし、預言者でもありませんから、未来のことはどれだけ考えてもわかりません。

最近は、地震などであれば「〇〇年以内に△△%の確率で起こります」などと研究をもとにある程度のことはいえるのかもしれませんが、それにしてもあくまでも推測に過ぎません。一〇〇%確実で保証された未来などどこにもないのですから、そのことばかり考えていても、ストレスはたまっていくばかりです。

結局は「未来の予測はある程度立てるにしても、そこは『ある程度』にとどめて、基本的に先のことは先で考える」という姿勢が、ストレスを最小限に抑えるあり方だといえるでしょう。

未来のことは不確定なことばかりです。しかし今、ここで起こっていることに関しての情報は、未来のこととは違い、より正確に集めることができます。さらにいうと、自分がその場できちんと対応すれば、事態をいい方向に導くことも可能です。

「泥棒を捕らえて縄を綯《な》う」ということわざがあります。泥棒を捕まえてから慌てて縄を準備したところで、泥棒は逃げてしまうだろうということから転じて、あることが起きてから慌てて準備を始めるという意味で使われます。しかし考えてみれば、ありとあらゆる泥棒に対応するために、日頃から多量の縄を作り続けるような人生を送っていても仕方ありません。結局、泥棒になんか一度も入られないかもしれないのですから。

そういえば「案ずるより産むが易し」という言葉もありました。

事前にあれこれ考えすぎず、出たとこ勝負で行こうというのも、ストレスに強くなれる考え方であることを知っておいてください。

最初はわかってもらえないくらいが当たり前と考える

診察室には「他人なんて何を言ったって、どうせわかってもらえないさ」と絶望している患者さんもよく訪れます。そういう患者さんによく聞けば、たいてい彼らは、過去に自分の気持ちを誰かに伝えたけれど、聞き流されたり、相手にしてもらえなかったりした経験をもっています。

確かに他人という存在は、たとえるならば「ものすごく耳が遠いお年寄りの頑固職人がひとりで握る、寿司屋みたいなもの」だと考えたほうがいいと思います（あくまでもたとえですからね、お寿司屋さんごめんなさい）。

その店の職人さんは高齢で耳も遠くなっていますし、注意力もだいぶ落ちています。だから注文を間違って、こちらがかっぱ巻きを注文しているのに「はい、鉄火巻きお待ち！」と勘違いして出してくるかもしれません。さらに時には「上にぎり」を注文しているのに、こいつはきっと「並にぎり」だと、身なりを見て、勝手に決めつけられるかもしれません。さらにこっちは、はまちを食べたいのに、「うちはまぐろがうまいから、まぐろを食え」と強硬に勧めてくることもある頑固職人だったりするのです。だから食べたいものがあれば、その店ではこっちも「自分は何が食べたいのか」を主張し続けなければならないわけです。

何を言いたいかというと、私たちが他人と接する際には、勘違いされたり、決めつけられたり、自己主張しても反論されたりして、こちらの要求や主張はなかなか相手には届かないことが当たり前にあると言いたいのです。

他人がこちらの希望を最初から理解していると考えたり、主張すればすんなり受け入れてもらえると考えたりするのは、ある意味、世間知らずだと思います。

実は中には何も言わなくても、こちらの食べっぷりを見て、こちらが好みそうなネタをさっと勧めてくる気の利いた寿司屋みたいに、勘の鋭い人もいるのですが、それは例外に過ぎません。

勘違いしてほしくないのですが、これは悲観的に物事をとらえて、世の中の人はどうせわかってくれないからあきらめろと言いたいのではありません。

最初はこちらの好みを知らなかった寿司屋であっても、何度も通いつめて常連になると、だんだんこちらの好みを把握して、何も言わなくてもこちらの好きなネタが出てくるようになります。

つまり、ストレスに強くなるためには**「最初はわかってもらえないくらいから始まるのが当たり前」とあらかじめ織り込んでおき、だからこそ、きちんと自分の状況を説明したり、自らの希望を主張していこう**と言いたいわけです。

負けるが勝ちもあり

こちらが自分はこうしたいという希望を何度も伝えたけれど、どうしても相手が自分の主張を曲げない時はどう考えればいいか、という話もしておこうと思います。

そんな時に、こっちの意見を延々と主張して、相手の行動が自分の思いどおりに変わるまで説得し続けるのも一つの方法ではあるのですが、時には別の方法を選択したほうがいい場合もあります。

それは「相手の行動を変えることにはこだわらず、自分の意見を伝えて、知ってもらえばいいと考える」方法です。「そこはお互いの意見が合わないところだね」として、意見が食い違ったままで放置してしまうのです。

さらにいえば「こっちの意見が正しい」と主張しすぎれば無用なトラブルが起きるといった際には**「損か得か」という点を重視**して、さっさと相手に勝ちを譲ってしまいましょう。そうやって関係を壊さないままにしておいたほうがトータルでは得です。「負けるが勝ち」**「適当なところで手を打とう」**と決め込みましょう。

この「損か得か」という価値観は、目の前の小さなトラブルを回避することによって、大きな目的を達成できるようにするための価値観として、とても重宝します。

わがままなお客さんの要求に対して、いちいち「お客さまのおっしゃることは不当な要求です」とはお店の人は言いません。「商品を売る」という大きな目的のために黙って応じますよね。それと同じことです。

自己満足こそ大切と考える

私は医師ですが、最近は「医師もいつも威張ってばかりいないで、接遇に気をつけましょう」という時代になっておりまして、そんな中で私も以前、何度か外部講師による「接遇講習」なるものを受けたことがあります。

講師の先生はみなさん言われます。

「あなた方はプロなのですから、いかなる場合も患者さまのために」

「相手の立場に立って」

「これでいいと決めるのは患者さまの側です。自己満足ではダメです」

まあ、そのような話をなさる講師の方はたいてい、実に素敵な笑顔を浮かべ、身なりもピシーッとして隙がありません。いかにも輝く女性として週刊誌にでも取り上げられそうな感じです。さらに講習の中で「こういうふうに過ごすと自分の気持ちもシャキッとします。自分のメンタルヘルスにいいんですよ」と言う講師の方もいました。

しかし、私が受けたこのような講習の先生はたまたまでしょうけど、驚くほど共通して同じことを言いました。

「私も最近よく頭痛がするんですけど……」

それを聞いて、私ブラック宮田は心の中でそっと思ったわけです。

「接遇講習は接遇講習であって、メンタルヘルスにいいわけじゃないですよ。心の中はシャキッとしているつもりでも、頭痛という形でストレスが体の症状として現れていると思いますよ」と。

接遇場面においては、自己満足はNOであり、自分の気持ちよりも相手の気持ちが優先されます。しかし、相手のことを優先するのは、本来ストレスに強くなれる考え方ではありません。

ストレスに強くなるために大切なのは「顧客満足」ではなく「自己満足」できるかどうかです。

相手がどう思うかはわからないし、傍から見たらたいしたことはしてなくても、**自分自身が満足できればそれでいい**と考えることがストレスに強くなれる考え方なのです。

ちなみに、ちょっと付け加えておくと、相手が喜んでくれたということが回り回って自己満足をもたらすという段階にまでたどりつけた場合、言い換えれば「他人のためではなく、自分の満足のために他の人に満足を与えたい」という考えに至ることができれば、さらに素晴らしいとも思います。

世の中にはボランティアに熱心に取り組む方が数多くおられますが、ぜひ**相手のためにではなく、自分の満足のためにボランティア活動はしてください**。そのほうがきっと長続きしますから。

相手にいろんな側面があることを受け入れる

さて、ここで古典的な発達心理学の話です。

産まれたばかりの赤ちゃんは、まだ自分が何者であるかを知りません。それどころか、自分がお母さんと別の存在であることすらわからず、お母さんのおっぱい、乳房をあたかも自分の所有物であるかのように感じているといわれています。ところが成長するにつれて、赤ちゃんは次第に「このおっぱいは自分の所有物ではなさそうだ」と気がつきます。

さらに進めば、お母さんは自分の世話だけでなくて、料理したり、洗濯したり、他にもしないといけないことがあるんだとか、自分だけでなくお父さんのことも大切にしているんだとも気がついていきます。

特に下に妹や弟が生まれた時は大変で、自分を一番に見てくれていたお母さんが自分以外の存在を優先して慈しむ姿を目撃する羽目に陥るのです。

この衝撃を受け止めるのは、幼い子どもにとって本当に大変なことです。子どもによっては、長崎弁で「しける」と言いますが、しなくなっていたおねしょをまたし始めたり、指しゃぶりしたりという形で赤ちゃん返りすることもあります。

成長する赤ちゃんに突きつけられているのは「自分の母親」でありつつも、「お父さんの妻」だったり「妹や弟の母親」だったり「家事をする役割ももつ」ことを受け入れていくこと、すなわちお母さんにさまざまな側面があることを受け入れることです。

赤ちゃんに限らず、私たちはその成長の過程において、信頼する大人の情けない側面を目にしたり、大好きな人の関心が自分以外に向けられるのを感じたりしていきます。それは腹が立つことかもしれませんし、寂しいことかもしれません。でも、腹が立ったからといってケンカして仲たがいしたり、嫉妬に狂って束縛したって、現実の人間関係は壊れるばかりです。さらにいうと、情けない側面がある人はすべてがダメな人というわけではありませんし、大好きな人の関心が自分以外に向かっていたからといって、自分のことを嫌いになったわけでもないでしょう。

ストレスに強くなれる考え方は、**自分以外の相手にもいろいろな側面があることを受け入れる姿勢をもつ**ことだと知っておきましょう。

問題を自分のせいと考えない

私は精神科医としていろんな患者さんの治療にあたっているのですが、残念ながら患者さんを治す魔法の言葉などはなく、回復の過程では「三歩進んで二歩下がる」ということもしばしばあります。

ちょっとよくなったかなと思ったら次々と新しい問題が出てきて、本格的な回復にまでなかなかたどりつかない人もいますし、退院したからといって、もう大丈夫というわけでもなく、退院したとたんにすぐに無理を重ねて、その結果また悪化して再入院してくる人もいます。

そういう患者さんを受けもっていると、研修医だった頃の私は「まったく、この医者はどんな治療をしているんだ」と看護師さんは思っているに違いないと感じて、いたたまれないというか、情けないというか、身の縮こまる思いでした。

「自分の治療のどこが悪かったのだろう」「俺はなんて未熟なんだ」、要するに「自分はやぶ医者だ」「ドクターX《エックス》ではなくてドクター×《バツ》だ」みたいなことを考えていたわけです。

年月が流れて、私も精神科医になって二五年を超えました。二五年もやっているんだから、さぞかしすっきりと治るかと思いきや、やっぱり患者さんの中には「三歩進んで二歩下がる」の人はいます。

しかし今の私はそれなりに成長しました。いや、図太くなりました。

今は、患者さんが治りにくい時も、研修医の頃のように「自分はやぶ医者だ」とは考えなくなりました。ではどう考えるかといえば「ああ、病気が重いなあ」と考えるようになったのです。

実際にはやぶ医者なのかもしれませんが、やぶ医者だと考えて、こっちまでへこんでいても仕方がありません。

「自分が悪い」ではなく「病気が重い」というように**「問題を自分の問題だ」と考えずに「自分以外のものの問題だ」と考えることで、ストレスに打ちのめされずに困難な状況に向かい合う気力を失わないようにしていく**のがいいのです。

一〇〇点満点を目指さない

私の最大の趣味は食べることです。

まあ、あれやこれやとおいしいものからおいしくないものまで食べてきました（余談ですが、カエル、ヘビ、わに、ウーパールーパー、海ガメ、すっぽん、カンガルー、うさぎ、馬、羊、犬、ダチョウ、鴨、スズメ、蜂の子、イナゴ、サソリ、キリギリス、タガメ、ザザムシなど食べてきました。干支の三分の二は食べたのですが、結論としては「牛、豚、鶏」よりうまい肉はありません）。

そんな経験からいわせていただきますと、三〇〇〇円の料理と三〇〇〇〇円の料理は明確に差があります。三〇〇〇円と七〇〇〇円の料理の差もある程度はわかります。しかし、七〇〇〇円の料理と一万円の料理の差はあるような気もするけどほとんどわかりません。一万円の料理と二万円の料理の差なんて、もはや私の舌では何がなんだか不明です。もしかしたら場所代かもしれません。

料理人はきっとよりよい料理を作るために日々努力を重ねているのだと思います。修行を重ねれば、〇点の料理を六〇点くらいまでもっていくのは比較的スムーズにいくのではないでしょうか。しかし、そこからはだんだん難しくなって、最後に九〇点の料理を一〇〇点までもっていくのは〇点を九〇点までもっていくよりも、さらに困難なことなのだろうと思うのです。まあ、あくまでも空想ですが……。

それがどれだけ大変でも、世界に名を成す芸術家肌のシェフは手を抜かずに一〇〇点の料理を目指し続けているのでしょう。その努力には頭が下がりますし、そういう料理に出会った時は本当に感動します。

しかし一般的に事業として日本中で展開し、商業的に成功しているのは、実は八〇点くらいの料理を比較的安い値段で出している店ではないでしょうか？

ストレスに強くなれる考え方もこれと同じです。つまり、**一〇〇点までは目指さずに八〇点くらいで日々をこなしていく**のがいいのです。

自分に余裕や時間がない時は、この考え方は特に役に立ちます。

一つの例として、自分の勉強の仕方について振り返ってみると、高校まではテストでよりいい点数を取るために、細かい学習を重ねていたように思います。しかし大学に入ったあと、医学部ではものすごく幅広い分野の勉強をしないといけないわけです。全部の科目で一〇〇点やA判定を目指すなんてことをしたら時間が足りません。それに、勉強以外のほうが忙しかった大学時代の私にはそんなに勉強に費やす時間はありませんでした。そんなわけで、私はA判定など目指さず、ギリギリ単位をもらえるC判定でもいいやと最初から割り切って、過去問だけ解いてテストに臨んだり、産婦人科は本試験と再試験が例年同じ問題だなどという情報を聞きつけると、本試験は完全に捨てて再試験にかけたりしたわけです。

今の時代もそれと同じでいいのかはよく知りませんが、これがストレスに強くなれる考え方です。

手を抜く部分を見極める

今のいわゆる進学校といわれる高校の生徒がこなさなければならない勉強量は膨大です。私なんかは、定期試験前を除けば自宅学習はせいぜい英語と数学くらいでしたが、最近は他の科目も宿題が出ます。先生同士がお互いの宿題の量を把握して、うまく調整してくれればいいのですが、たいていはそれぞれの先生が好き放題に出しますから、それがたまたま重なれば、すさまじい量になります。

診察室に現れる不登校になった子どもの中には、これらの課題をすべて完璧にこなさなければならないと頑張ったあげく、最終的に寝不足が重なって体調を崩してしまった子どもが毎年必ずいます。

さらにいえば、課題のプリントの問題を一問一問丁寧に切り取ってノートに貼りつけてから解答を書いていくことを求められることがあるのですが、几帳面な生徒は少しでも歪んだらいやだからと、プリントを切り取る際に定規で線を引いてとても慎重にはさみで切って、のりもはみ出ないように丁寧に丁寧に塗るなんてことをします。そうなると問題を解く前の段階でもう疲れ果ててしまいます。

また進学校でありながら、学校によっては「文武両道」などと言って、勉強にも部活にも全力で取り組むことが求められます。まあ、それが子どもを育てることもあるでしょうし、別に否定しているわけでもないのですが、子どもの才能や素質には限りがありますから、その両方で高いレベルの成果を出せる子どもはほんの一握りです。大半の子どもは「文武両道」とはならず「文だけ」もしくは「武だけ」、もしくは「文武のどっちも中途半端」になります。場合によっては、無理を重ねたあげくに学校に行けなくなってしまって「文武のどっちも破綻」という場合もあるでしょう。まさに「二兎を追う者は一兎をも得ず」です。

今まで話したことを踏まえると、あまりに多くのことを同時にしなければならないような場合は、一部のスーパーマンを除けば、すべてに全力で取り組むのではなく、**「どこは**

全力で取り組み、どこは手を抜くか」ということを見極めることが必要だといえるでしょう。

無駄かもしれないことも手を抜かずに頑張るということは、きっと立派なあり方だと思います。でも「受験に必要な科目のみ頑張る」とか「怖い先生の科目だけ頑張る」とかを上手に見極めることも、ストレスに強くなるためには必要な考え方なのです。

すべては真に受けない

現代日本はさまざまな情報に満ち溢れています。特にインターネットの発展とともに、その情報量は飛躍的に伸びていて、もはやひとりの人間が把握することは不可能なレベルに達しています。ちなみに、わが家はケーブルテレビには加入していないのですが、それは今でさえほぼすべての地上波の新ドラマを録画して観ているのに、ケーブルテレビにまで加入したら、もう自分の時間がすべてテレビを観ることで終わってしまうという恐怖感からです。

この押し寄せてくる情報の内容はまったく玉石混交で「フェイクニュース」も少なくありません。さらにいうと、正しいのかもしれないけれど「おおげさなこと」もありますし、中には「確かにおっしゃるとおりにしたほうがいいのでしょうけど、それは数多くあるしなければならないことを考えると後回しにするしかありません」ということもあります。そういうことをすべて真に受けて「急いでなんとかしなきゃ」と焦り続けていても苦しくなるだけです。

ストレスに強くなれる考え方は**「自分の感覚でしっくりこないことはさしあたり話半分で聞いておくこと」「すべては真に受けないこと」**です。特に自分の手の及ばない情報については、運を天に任せて放置するという態度も必要でしょう。

大昔の話ですが、母子保健に関する会議に出席したことがあります。いろんな立場の人が自分の立場で、母子保健において大切だと思うことを主張して、行政に反映していくための話し合いがなされたのですが、そんな中で会議に出席していた歯医者さんが「子育てで一番大切なのは歯磨きです」と真顔で主張されたのには驚きました。

歯医者さんですから歯磨きの大切さを主張されるのはわかるのですが「一番大切なのが歯磨き」というのは、ちょっとなんか……ふふふ、という空気がその場で流れました。

その時、会議の司会を務めた方はできた方で、にこやかに「貴重なご意見ありがとうございました」という便利な言葉でさらりと流しておられました。「歯科医（しかい）の話を上手に司会（しかい）が流したな」などと私は考えていましたが、この司会の人のかわし方もぜひ覚えておくといいでしょう。

中学生くらいだとつまらない話を聞く際にはつまらない顔をあからさまにするのですが、それだと人間関係にヒビが入って大変です。やはり**「聞き流していることに気がつかれないように聞き流す」という配慮が必要**なのです。

心の中は自由空間

ここで豆知識を一つ。

山形大学環境保全センターのウェブサイト（http://www.id.yamagata-u.ac.jp/EPC/13monndai/17syu/syu.html#0）によると、およそ四五億歳の地球は、過去に全生物種の大半が絶滅するという「大絶滅期」を経験しているそうです。代表的なものは今から約六五〇〇万年前の白亜期の恐竜の絶滅。この時は巨大隕石の衝突によって、地球上の全生物の約七五％が絶滅したそうです。

ちなみに、現在はこの絶滅のスピードがどんどん速まっているらしいのです。

そのウェブサイトによると、一年間に絶滅した種の数は、恐竜時代は一年間に〇・〇〇一種、これが一万年前には〇・〇一種、一〇〇〇年前には〇・一種、一〇〇年前からは一年間に一種の割合で生物が絶滅して、さらにその後、絶滅のスピードはますます加速、現在では一日に約一〇〇種。一年間になんと約四万種がこの地球上から姿を消しているとのこと。

たった一〇〇年で絶滅のスピードは約四万倍以上。そして現在もなおそのスピードは加速を続けて、計算上ではこのままでは二五〜三〇年後には地球上の全生物の四分の一が失われてしまうそうです。

たとえばサイももともとは数百種類いたらしいのですが、現在は五種類にまで減少し、しかもそのすべてが絶滅の危機にあります。

この状況を考えると、まあ、いつかは人類だって滅びて、その後は再度新たな生物が地球を支配すると考えたほうが自然なのだろうと思います。

そんな中でふと考えたのですが、人類が滅びたあとにもし漫画や小説が発掘されたら面白いと思いませんか？

それが『ドラえもん』ならお腹に四次元ポケットのある生物が昔はいたとか、『ＯＮＥ ＰＩＥＣＥ』なら手の伸びるゴム人間がいたと、次の時代の生物は考えるのではないでしょうか？　また発掘された本が『ゴルゴ13』や東野圭吾さんの推理小説ならば、人間は人を殺してばかりの残虐な動物だったと思われるのかもしれません。

それはさておき、漫画や小説の世界はとにかく何でもありです。タブーは何もありません。非道徳的な人や極悪非道な人も大勢出てきます。しかし『ゴルゴ13』がいくら政治家を暗殺しようとも何の問題もありません。現実ではない、空想が生み出したお話の中の出来事ですから。

ところが、私が精神科医として仕事をしていると、心の中で考えたり空想しているだけなのに、その内容が非道徳的だからと自分を責めてしまう方に結構お会いするのです。泣きながら「こんな悪いことを考えてしまうなんて、私はおかしいんじゃないでしょうか」とおっしゃる方もおられます。

しかし、いつも心の中まで「清く正しく美しく」「愛に溢れていないとダメ」と考えていては、ストレスはたまるばかりです。

そもそも心の中には矛盾する気持ちがいろいろと同居しています。しかもその気持ちは「いい感情」ばかりではありません。そこには他人には知られたくないような「悪い感情」も混在しています。

たとえば、友人ならば「力になりたい」と思いつつも「羨ましく」もなります。恋人ならば「幸せにしてあげたい」とも思うし、「独占したい」となることもあるでしょう。

心の中に押し殺した他人に言えないような「悪い感情」だけをつい本当の気持ちと考え

がちになるけれど、「いい感情」も「悪い感情」も全部合わせたその複雑な気持ちが「本当の気持ち」です。

「いい感情」や「悪い感情」などを全部含んだ「心全体」はみんな、たいして変わらないのだと思います。カッコいい異性を見れば、妻や夫がいる立場であっても胸がときめくのは人類共通なのです。

だからこそ**人の質とは心の内側でなく、実際に表に表した言動によって決定される**ものだと考えたらいいと思うのです。**あなたにしか見えないあなたの心の中だけで何を考えても、それはまったく構わない**のです。

もちろん実際に行動に及んだり、口に出してしまえばダメなことはたくさんあります。でも心の内側で考えることには何一つタブーはありません。どんなに残酷なことを考えてもいいし、心の中なら殺してもエッチなことを考えてもいい。どんな感情を抱いてもＯＫです。

子どもがグレて困り果てた親御さんが「この子なんか産まなきゃよかった」と考えたり、年老いた義母の介護に疲れ果てたお嫁さんが「お義母さん、早くあの世に行ってくれないかなあ」と考えるのは自然なことです。思うだけなら何の問題もありません。

「心の中は自由空間」、これがストレスに強くなれる考え方です。

夢の中も自由空間

私たちは夜眠った時にしばしば夢を見ます。

脳の損傷などがなく、脳機能が正常な人は一日に平均で三〜五つの夢を見ているそうです。ただし夢を見ている時は、起きている時と比べて、神経伝達物質があまり出ておらず、記憶としてはそこまで残っていないのが普通です。

睡眠中の脳は、その人が今まで見聞きした情報を整理する作業をしています。その作業する過程で脳の中の記憶庫から、さまざまな記憶を引っ張り出したりまとめたりするわけですが、その際に再生されるのが「夢」として現れるといわれています。

さて、私たちが夜、夢を見る際にはいい夢ばかり見るわけではありません。悪夢もあるでしょうし、非道徳的な夢やエッチな夢だって見るでしょう。そんな時に「夢はその人の潜在的な願望を表しているんだ」とか、自分の中に、本当はまがまがしいものが隠れているのではないかと考えて、落ち込んだ患者さんにお会いしたことがあります。

この夢はさまざまな素材によって作られることがわかっています。

一つ目は「睡眠環境からくる刺激」です。たとえば音、温度、重力、布団や着衣からくる刺激などがこれにあたります。

二つ目は「体の内部からくる刺激」です。体の痛みや自律神経系の緊張などがこれにあたります。朝に見るトイレの夢は、おしっこに満たされた膀胱《ぼうこう》からのメッセージです。

三つ目は「生活の中や過去に体験したこと」です。日常生活の何気ない一コマ、本で読んだことやテレビや映画で観たこと、さらに過去のトラウマ体験などが夢に反映されます。

そして最後の四つ目は「心の中で日頃から想像している未来の心配事」です。たとえば、火事になったらどうしよう、フラれたらどうしよう、○○しちゃダメだよな、などと考えていると、それに関連した夢を見やすくなります。ちなみに時々、夢に見たことが現実に起こって「正夢」だとか「予知夢」だとか考える人がいますが、これは当たった時だけ印象が強く残るために起こる現象です。

要するに**「夢はその人の潜在的な願望を表している」とは言えない**のです。さらにいうと、夢は脳が記憶を整理する過程で見るもので、処理しきれなかった記憶を整理したり記憶を取捨選択したりする役割があるわけですから、ネガティブな情報を適切に処理するために悪夢を見ている可能性もあります。悪夢は悪夢で役に立っている可能性もあるのです。

行動に及んだり、口に出してしまえばダメなことはたくさんあるけれども、心の内側で考えることには何一つタブーはない、「心の中は自由空間」なのだと前にお話ししましたが、**夢の中で見たこともどんなに道徳的に許されざることでもOK**と考えましょう。

意見は他人と違っていていい

現代の医療において、重要とされるのは「チーム医療」という考え方です。これは患者さんの支援を「ブラックジャック」や「ドクターX」みたいに名人芸を有する医師がひとりで行うのではなく、多くの職種がチームを組んで行うという考え方です。

精神科であれば、医師、看護師はもちろんのこと、作業療法士、公認心理師（カウンセラー）、精神保健福祉士（ケースワーカー）、薬剤師、栄養士などがチームを組んで支援していくわけです。

現在の日本における医療制度では、いまだに医師以外の職種は「医師の指示」を必要としますし、「最終決定をしたり、最終責任をとったりするのは医師」という形になっているのですが、このチーム医療を機能させるという観点でいうと、チームが医者の指示・命令を待ってその指示を遂行するだけになってはいけません。

では、どんなチームが望ましいかといえば、それは各職種が専門領域での知識や経験、スキル、さらにお互いがもっている情報を持ち寄り、提案し、活かし合うチームです。

そのためには、みんながそれぞれの意見を主張し合うという作業が欠かせません。主張し合えば、意見が異なり衝突することだって当然起こります。もちろんチームがいつも感情的な衝突ばかりになってもいいというわけではないのですが、しかし衝突を恐れて「それでいいと思います」「先生のおっしゃるとおりです」ばかりではダメなのです。患者さんの支援の多様性が失われてしまいます。各職種の価値観や視点に違いはあって構いません。違うことによってさまざまな価値観や知識を持ち寄れること、意見が一致せずにさまざまな意見が出ることは、逆に〝強み〟になります。さらにいうと、専門的な知識や経験に限らず、チームの一人ひとりの「年齢」「性別」「性格」などもバラバラなほうが支援の幅は広がります。

ストレスに強くなるという観点からいっても、やはり他人と意見が違うことを恐れすぎないことです。なにせ、私たちは小さい頃から一致団結こそいいものだと教わり続けてきました。だから「他人と意見が違っているのはおかしいのかな」とつい考えがちなのです。しかし、年齢も性別も生きてきた歴史も違う私たちの意見は、本来、違っていて当たり前です。そして、多様な意見や価値観をもっている人たちで構成するからこそ、社会は面白く豊かなのだと思います。

「一致団結」ではなく「不一致団結」でいいと考えていきましょう。

相手の意見を無理に変えようとしない

仲間たちと会食でもしている際に、音楽の話題になって、「米津（玄師）さんっていいよね」とみんなが言っていたとしましょう。そんな中で「俺はそんなに興味ないけどなあ。それよりゲスの極み乙女とか竹原ピストルさんのほうが好き」ってことはあるわけです。

みんなが口々に「米津さん、天才」「米津さん、最高」「米津さん、神」と賛美し続ける中で、場を盛り上げるにはこちらも「米津さん、だーい好き」などと話を合わせたほうがいいのかもしれません。しかし、もし「どこが好き？」「どの曲が好き？」と聞かれても、こちらは何も言えないわけです。下手すると「米津げんしってさ」などと言ってしまって、「げんしじゃなくて、あれはけんしし」などと名前を読み間違えて突っ込まれたり、「米津さんいいよね、特にあの『前前前世』って曲が」などとRADWINPSの曲を挙げてしまうという痛恨のミスを犯すかもしれないのです（ともに私の実話ですが……）。

まあ、こんなたわいもない話をする時には「ゲス極が好きなんだ」「竹原ピストルが好きなんだ」とこっちからわざわざ話に割り込まずに、黙ってニコニコ聞いていたり、「あまりよく知らないんだよね」と言って聞き役に徹しておけばいいのですが、これが生活や仕事に関係した切実な話題であれば、周囲の意見がどんな方向に傾いていようと、みんなとは違うこちらの意見を明確に述べなければならない場面だってあるわけです。

それはとてもストレスフルなことなのですが、そんな中で少しでもストレスに強くなるには、**相手の意見を自分の思いどおりに無理に変えようとしない**ことが大切です。

「自分の意見を受け入れてくれたらいいなあ」とは願いつつも、「**相手が意見を変えるかどうかは、相手次第**だ。いいと思えば受け入れてくれるだろうし、いいと思わなければ受け入れないだろう」と考えるのです。

もし相手が受け入れなくても、意見を表明することは無駄ではありません。自分は別のこんな考えをもっているのだということを相手に認識してもらえるからです。

そして意見が平行線のままであっても、「そこは意見が違うところだね」と「意見が違う」という結論を出して、前に述べた「一致団結」ではなく「不一致団結」を心がければいいのです。

第3章　ストレスに強くなれる対処法

今日できることだけを今日はやる

　ではここからは、今、まさにあなたに大きなストレスが降りかかった際に、どのように対処すれば少しは楽に持ちこたえられるかということについてお話ししていこうと思います。

「先のことは先で考える」というのがストレスに強くなれる考え方だとすでにお話ししましたが、では今日、この瞬間は何を考えて、どう行動すればいいのでしょうか。

　そう、今日は、今日の自分ができることをやればいいのです。

　これは「遠い未来をいいものにするために今を頑張ろう」という意味ではありません。

言いたいのは「未来のことはさておき、ただ今日の自分が『頑張ったな』と思えることや、『なかなか楽しいな』と思えることをしてみましょう」ということです。

今日の自分の行動ならば、今日の自分がコントロールしたり変化させることができます。未来のことには今の自分には手が出せませんが、今日の自分の振る舞いならば今すぐに変えられます。

今日の自分の行動をいいものに変えていけば、結果的に未来の自分のあり方がいい方向に変わる確率だってきっと高まるでしょう。しかし、できれば「未来を変えることを目標にして、そのために努力する」という欲深で苦しいイメージからは離れてみましょう。今日のこの瞬間をいい時間にするだけでいいやと決めて、できることをすることで、気持ちに余裕が生まれてきます。

ちなみに、これはお酒や薬物に溺れている人、過食や自傷などの望ましくない行動が習慣になっている人が回復するためにも有効な方法です。たとえばお酒に溺れている人が今後、二度とお酒を飲まなくなるような抜本的な解決策を見つけ出せといわれても、そんなものは簡単には見つかりません。しかし、この瞬間だけやめるための方法ならば何か考えつくでしょう。

さらにこの「今日できることを今日はやる」という考え方は、実は過去に、もはや変えることができないトラウマティックな体験をして、その苦しみを抱えて生きている人にも有効な方法です。

「過去のことなんて忘れて」などという意味ではありません。忘れられないことは忘れられません。ただし、つらいことがあって、なかなか立ち上がれない気持ちになっている際にも「今日、この瞬間にできることは何かある」と信じて、本当に**ささやかなことでいいから、今日の自分ができることを探してみる**ことから始めてほしいと思います。

ちなみに、これはストレスに強くなれるだけでなく、立派な生き方にも通じるあり方ですし、結果的に未来もよりよくすることができると思います。

他人に手伝ってくださいと言う

次にお話しすることは、ストレスマネジメントにおける最も大切な技術として、今日、学校教育でもさかんに教えられています。

それは、うまくいかない時に他人に「手伝ってください」「助けてください」と率直に言うことです。

行きづまった時に、誰にも助けを求めず、たったひとりでその困難に立ち向かう人を見ると、私たちはその運命から逃げずに自ら受け止めようとする潔さに心打たれます。だからこそ『フランダースの犬』のネロ少年に私たちは涙するわけですが、最後の最後まで他人の助けを借りようとせず、犬にしか頼らなかったネロ少年はルーベンスの絵の前で亡くなりました。

ちなみに『母をたずねて三千里』では、九歳児のマルコはイタリアからアルゼンチンまで一万二〇〇〇㎞の道のりをひとりで旅して母のもとまでたどりつくわけですが、これは親切な人々に出会い、助けを得続けることができたからなせる業でした。フィクションだし。

人生において、自分の力だけで乗り越えられない事態に遭遇することは多々あります。そんな時に誰にも言わずにひとりぼっちで頑張るのではうまくいきません。「自分は、今、苦しくて自分の力ではどうにもならない。申し訳ないが手伝ってほしい」と、誰かに伝えることができる潔さをもつことが大切なのです。

ヤミ金融に駆け込む前に「こづかい上げて！」と妻に泣きついたり、「宿題のノート写させて」と朝からクラスメイトに頼んだり、「無理は承知で、とても申し訳ないけど、シフト代わって」とバイト仲間に言うことこそ、事態のさらなる悪化を防止し、苦境から脱する方法でしょう。

それは結構情けないし、なんだかカッコ悪いなあと躊躇するのは無理もありません。しかし、自分の力には限界があります。その限界を見極めて、**他人に潔く頭を下げることが、ストレスに強くなるためには欠かせない**のです。

助けを求めるという件で、妻への敬意を込めてわが家のエピソードを一つ。

一〇年以上前のとても暑かった夏、わが家の冷蔵庫が故障してしまい、まったく温度が下がらなくなりました。どうしようと妻はさんざん考えたあげく、ついに冷蔵庫の中身をご近所さんに持っていき、そして言いました。

「すみませんが、実は冷蔵庫が故障して……。もしよろしければ、つまらないものですが………しばらく預かってください！」

まあ、普通は食べてくださいと言いますね。でもまさに偶然、その家には大きな業務用冷蔵庫があって、わが家の食材はすっぽり収まったのです。頼んでみるものですね。ご近所さんには本当に感謝です！

知らないことを知らないと言う

私たちはそもそも「知らない」ということを認めることが苦手です。特に若くして医師とか教師などという人に教える立場になってしまったような人や、そのくらい知っていて当たり前とされそうな年齢に達してしまった人は、「自分が知らない」ということを他の人に知られたくないという気持ちに陥りがちになります。

しかし、もし知らないことを知ったフリをしてやり過ごすことを繰り返していると、いつまでも知らないことは知らないままとなります。さらに「知らないことが、いつバレるのだろう」と内心ビクビクしながら過ごさなければならなくなるかもしれません。

逆に「私は知らない」ということを認め、「教えてください」と言えるようになると、新たな知識を得ることができるだけでなく、「知らない」という弱みを隠さなくて済むようになるので、とても気が楽になります。

少し前のことですが、何かの研修会に行った際に、講師の先生が話される用語がいったいどういう意味なのか、さっぱりわかりませんでした。隣にいた知り合いの医師はその話をうなずきながら熱心に聞いていました。

あまりにわからないので、その知り合いの医師に「○○って何ですか?」と勇気を出して小声で尋ねました。そうしたところ、その医師もホッとした顔で「私も実はわかりません。宮田先生、知ってると思っていました」と言いました。

なんだ、どっちも知らないんだと私もホッとして、あとは「自分はこのくらい知ってると思って、そんなに知られてもいない専門用語をそのまま使って話す、聴衆のことを考えることのできない講師の悪口」で盛り上がりました。

自分のわからないことは結構他の人もわからないものです。

この世界は私たちの知らないことだらけです。**知らないことを率直に尋ねる習慣をつけることが**、ストレスに強くなれる対処法であると知っておきましょう。

いやなことを丁寧に断る

私たちは子どもの頃から「好き嫌いしてはいけない」と言われ続けてきました。大人の言うことを素直に聞くのがいい子であり、不満を言わず、組織に逆らわず、じっと我慢することが大切だと繰り返し習ってきたわけです。

確かに社会の中では、いやなことであっても引き受けなければならない場面はあります。特にいやなこともするからこそ、その対価として給料をもらう〝仕事〟ではそういうことはありがちです。

しかし、いつ何時でもいやなことのすべてを引き受けなければならないかといえば、そうではないでしょう。やはり時には「すみません、さすがに無理です」「今はちょっと余裕がなくて」「どうしても興味が湧きません」と断ることも必要なのだと思います。
ただし、断るのは実は引き受けるよりも難しいのです。「断れば相手はガッカリするだろう」「気を悪くして、嫌われたらいやだな」などと考えてしまうからです。

だからこそ、断るには一定の技術がいります。

たとえば、たいして興味のないライブに行こうと友だちから誘われたとしましょう。
そんな時は、「うわー、ごめん！　その日は都合がつかないなあ。いやあ残念。君は行けていいなあー」などと、「残念な感じ」とか「羨ましい感じ」などを雰囲気や口調から醸し出してみるのが基本形でしょう。

さらに、その相手に誘ってくれた感謝を伝えたり、そのアーティストに夢中になっているという相手の気持ちに水を差さないようにしたり、断ったのも仕方なかったんだと納得してもらえるようにする、つまり**丁寧に心を込めて断ることが必要**です。そうすれば、あとあと無用なトラブルは起こりません。

ちなみに、こんなことを書くと、私が誘いを断ったらいやで断っていると思われそうですが、たいていは日程の調整がつかずに断っているだけですので、ご友人のみなさんは誤解なきように。

必要ならば嘘もつく

さらに一歩進んだ話をしようと思います。

たとえば、あんまり好きではない知り合いから映画に誘われました。その日は時間も空いているし、誘われた映画自体はむしろ行きたいぐらい。でもその人と一緒には行きたくない。そんな時にどうするか。もし正直にいえば「あなたのことが好きじゃないから断ります」ということになりますが、そんなことを率直に言ったらあとあと大変です。ではどうするか。

そう、そんな時はしっかりと嘘をついて断ってください。

「ごめん。ここのところ忙しくて」「先約があって断れなくて」、だいたいこんな感じでしょうか。

これは不当な利益を得るためとか、相手を陥れるためにつく嘘ではありません。この嘘は、だますためではなく、相手との関係をこじらせないための嘘、私たちが生きていく中で必要な人付き合いを円滑にするための嘘であり、相手への思いやりがつかせる嘘です。

そういえば外科医である父が、私が高校生の頃、こんなことを言っていました。「嘘つきは泥棒の始まりと言うけれど、看護師は嘘つきの始まりだ。がんでもう助からない患者さんに対しても、ニコニコしながら『大丈夫ですよ』と言うんだからな」。「じゃあ、医者はどうなの?」と尋ねた私に対し、父は「看護師が嘘つきの始まりなら、医者は大嘘つきの始まりさ」と悪びれることもなく言い放ちました。

外科医である父が言う〝嘘〟というのは、がん患者の希望を打ち砕かないために心を込めてつく〝嘘〟です。基本的に嘘をつくことはよくないことかもしれません。しかし嘘をつくことで相手を救うこと、相手に希望を与えることがある。その場合には、のびのびと誠心誠意、嘘をつけばいいのです。

もちろん嘘をつく時は、他人を巻き込んで迷惑をかけないようにしなければなりません。さらにあとで話の口裏を合わせないといけないような嘘はバレやすいですし、こじれやすいですからやめてください。

誰にでも好かれようとはしない

私たちは子どもの頃から、事あるごとに親や教師から「みんなと仲良くしましょう」と刷り込まれ続けます。この「みんなと仲良くしましょう」は、時には壮大な規模で求められ、究極的には「世界中の人たちと手をつなぎましょう」などと言われたりもします。

そんな中で子どもたちは「友だちはたくさんいないといけないんだ」「全員と仲良くしないといけないんだ」と強く認識します。

でも、すべての人と仲良くするなんて、本当は絶対に無理です。気が合わない人や嫌いな人だっているのは、人間として当たり前。そして自分が誰かを嫌いになることがあるということは、自分も誰かからは嫌われることがあるということです。

しかも嫌いというのは感情そのものなので、こちらには何も落ち度がなくても、「なんとなく虫が好かない」と理不尽に嫌われることだってあります。要するに、**すべての人と仲良くなるのは無理だし、誰にでも好かれようとする必要などはない**と考えておくといいのです。

さらにいうと、昔からの友人との時間をすべて大切にするとどうなるでしょうか? 月曜は小学校の友人たちと会食、火曜は中学の部活仲間とサッカー、水曜は高校の友人とカラオケ、木曜は大学の友人と麻雀、金曜は職場の同僚と飲み会、土曜はＰＴＡの集まりなどという生活を送る羽目になるかもしれない。もうヘトヘトです。

要するに、友だちを増やすということは、そこに費やす時間が増えるということであり、よくも悪くもそれなりに負担は大きくなるということです。よほど体力に溢れた人ならばいいかもしれませんし、選挙にでも立候補しようとしているならば必要なのかもしれませんが、友だちの増やしすぎはどこかで無理がきます。

生活環境が変わるにつれて、今の生活に支障が出ない程度に、以前の友だちとの付き合い方も少しずつ変えていくのがストレスに強くなれる方法なのだと知っておきましょう。

嫌いな人との付き合い方

「誰にでも好かれようとはしないようにする」と決めたとしても、苦手な人や嫌いな人を一切口もきかずに無視したり、ケンカを売ったりすれば、その嫌いな人から反撃されたりして、かえってその相手と関わらなければならない羽目に陥るかもしれません。それは愚かな選択です。では、どうすればいいのでしょうか。

まず一番の基本は、**できるだけその人と顔を合わせないようにする**ことです。嫌いな人間とは、無理に向き合わない、無理に話さない。これが鉄則です。

しかし、残念ながら避けられない場合もしばしばあります。そんな時に**有効な対処法は「作り笑顔を用いて愛想をよくすること」と「無意味な世間話」**です。

「最近、暑いねえ」

「いやあ、本当に暑いよね。なんでこんなに暑くなったのかねえ」
「いやあ、なんでだろうね」
「まあ、お互い頑張ろうね。じゃあまた」
という、何の情報交換にもなっておらず、何の解決にもなっていない会話でしのげばいいのです。

さらには昨日のテレビの話題でもスポーツの話でも構いません。いわゆる「世間話」をするわけです。

そんな時は個人の主義信条に関わる政治と宗教の話は避けるのは基本中の基本となりますし、他人の悪口、さらに自分の悩みなどはその場では一切言わないのも大切なポイントです。

世間話さえもしたくないならば、せめて「おはようございます」「こんにちは」といった、今や言葉自体には何の意味もなくなった音声のやりとり、すなわち挨拶を穏やかで明るい口調で交わしてはいかがでしょうか。それによって「私はあなたを無視していません。一緒にこの場を共有することを拒否しません」という意思表示くらいはできます。だから**挨拶はしておいたほうがいい**のです。

苦手な人間、嫌いな人間とは、親しくなろうとせず、当たり障りのない付き合いをすれば十分だと知っておきましょう。

迂闊に約束しない

上司から「この仕事、なるべく早く頼む。できたら明日までに仕上げてくれ」と言われたとしましょう。前に「いやなことは丁寧に断る」のも大事とお話ししましたが、今回は仕事なので、指示自体は断れないものとします。状況的には、今もう一つ急ぎの仕事を抱えています。その仕事を全部後に回して徹夜で頑張れば、ギリギリで仕上がる可能性はあります。しかし、もしかしたら間に合わない可能性もあります。

さあ、そんな時にどう答えましょうか？

立派なサラリーマンは「明日ですね！　わかりました！」と困難であることをおくびにも出さず、二つ返事で引き受けてさっそく取りかかることでしょう。それをやり遂げ続けることができるなら、きっとそのサラリーマンは出世します。

しかし、無理な約束を重ねると、どこかで破綻します。仕事は「できる人に集中する」のが世の常ですから、仕事が次々押し寄せて、結局、徹夜続きで体を壊してしまうかもしれません。さらにいえば、頑張って徹夜で仕上げるつもりが寝落ちしてしまって、結局、信頼までも失ってしまうかもしれません。

では、ストレスに強い人はどう答えるでしょうか。

答えは「できるだけ早く仕上げます。ただもう一つ、急ぎの仕事を抱えていて、明日は厳しいです。よろしければ、あと一日余裕をなんとかいただけないでしょうか？」です。

もちろん人手不足のブラック企業なら「うるさい！」と怒鳴られて終わることもあるでしょう。しかし、もし明後日でもなんとかなると判断すれば、上司は渋い顔をしつつ「わかった」と言うかもしれませんし、本当に急ぎならば「じゃあ別の者に頼む、わかった」となるかもしれません。

このように**約束を結ぶ際には、問題点をきちんと説明して、英雄的かつ献身的な姿勢であたらないと守れそうにない約束を、実行可能な約束に仕立て直す**ことがストレスに強くなるためには大切なのです。

きちんと要求する

相手に自分の希望をすんなり受け入れてもらえない時に、これ以上言ってもどうせ無駄と思って、じっと押し黙る人がいます。まあ、相手はいつもこちらのことばかり注目しているはずなどありませんから、押し黙っていれば、こちらの希望など忘れられるに決まっています。

「なぜ自分の希望を誰も受け入れてくれないんだ」と思う時、たいていその答えは「自分側の要求不足」に落ち着きます。

じっと押し黙って苦しい思いを抱え続けなくて済むためには、最初はためらうものですが、**ちゃんと言葉に出して自分の要求を伝える**ことが大切なのです。言葉にする瞬間はストレスですけれど、結局、言葉にしたあとにはストレスは軽減しますから。

まあ、子どもの頃から自己主張する練習を重ねておかないと、なかなか急にはできないかもしれません。

そんな意味で昔の回転寿司はいいトレーニング場所でした。当時、レーンの上を回っている寿司はだいたいわさび入りでしたから、わさびの苦手な子どもは食べたいものがあったら注文しないといけませんでした。もちろん今みたいにタッチパネルなどはありませんから、ちゃんと声に出して頼む必要があります。

「かっぱ巻きのわさび抜き」「たまご」など、小学校に入ったら自分で注文させるのは、わが家ではいい自己主張の練習になったと思います。迂闊《うかつ》に大トロ、うに、イクラを頼まれないように気をつけておかねばなりませんでしたが……。

最近のチェーン店の回転寿司では、回っている寿司はわさび抜きですし、タッチパネルになってしまいましたから、あまり練習できなくなってしまいましたが……。

ちなみにわが家の息子は小学校低学年の時に、居酒屋で夕食をとっていて、トイレに立った際に、しれっと店員に「冷奴」を注文してから戻ってくるという技を使うようになっていました……。

愚痴を早めにこぼす

物事がうまくいかなくなって苦しくなった際に、最近ではカウンセリングに通う人がいます。そしてそのカウンセリングを通じて、自分の考え方のクセに気づき、凝り固まった考え方をほぐしたり、新たな視点や選択肢を獲得したりしていくわけです。カウンセリングにもいろんな技法があるようですが、どんな技法にも共通しているのは、心の中に閉じ込められている、もしくは沈殿している複雑な気持ちを言葉などを用いて、心の外に吐き出すことです。

心の中にたまっている気持ちが「喜び」「幸せ」「愛おしさ」といった、いいとされる感情だけなら問題ありません。でも、感情はそんないいものばかりではなく、「怒り」「ねたみ」「憎しみ」といった負の感情といわれるものもそこにはあります。このような負の感情は、日頃生活の中では押し殺してしまうことが求められます。だからこそ、これらの負の感情は心の中に沈殿しやすいのです。

あまりに負の感情が蓄積しすぎると、やがて自分の精神状態や行動に影響を与えるようになってしまいます。場合によっては、その思いが暴走してしまい、取り返しのつかないような行動に出てしまう可能性だってあります。

だからこそ、負の感情は押し殺すだけでなく、上手に処理してやらなければならないのです。ガス抜きは必要、それが「愚痴をこぼす」ということです。

やはり**負の感情をため込んでいっぱいいっぱいになってから愚痴をこぼすよりも、さっさと早めにこぼす**ほうが望ましいでしょう。

ただし、頭ではわかっていても、愚痴をこぼすのが苦手な人は少なくありません。「こんな気持ちを話したら、バカにされないかな、軽蔑されないかな」「ひどい親だと思われないかな」などと不安になったり、「相手も忙しいだろうなあ」「こんな話聞きたくないよな」などとつい考えてしまうからです。

そんなあなたに一つだけいい方法があるのでお伝えします。

それは愚痴をこぼす相手に「あの～愚痴なんだけど、聞いてもらっていいかな」と前置きしてからこぼす方法です。なんなら「バカにしないで聞いてね」とつけ足してもいいでしょう。そして話し終わったら最後に「聞いてくれてありがとう。心が軽くなった」と言っておけば一〇〇点です。

そういえば、身の回りにいつも愚痴をこぼしている人はいませんか？　そういう人って結構元気でしょ！

まあしょっちゅうその愚痴を聞かされる人はたまったもんじゃないかもしれません。ですから、ぜひいつも愚痴を聞かされる人は「愚痴を聞かされてつらい」と別の人に愚痴りましょう。愚痴を聞かされてつらいという愚痴を聞かされた人は「愚痴を聞かされたという愚痴を聞かされてつらい」とさらに次の人に愚痴り、その人は「愚痴を聞かされたという愚痴を聞かされたという愚痴を聞かされてつらい」とさらにさらに愚痴るといいでしょう。

「金は天下の回りもの」なんていいますが、「愚痴も天下の回りもの」とぜひ考えてください。

陰ひなた能力を高める

まず中学生くらいによくありがちな話をします。

同じクラスになったミキちゃんの態度が、どうにもランちゃんは気に入りません。表面的には仲良くしていますが、どうにも気に入らないのです。そこでランちゃんは、ミキちゃんと仲が悪いスーちゃんに、ミキちゃんの悪口を言いました。ところが二学期に入ると、あろうことかスーちゃんとミキちゃんの仲が急接近。そして以前こぼした悪口がミキちゃん本人の耳に入ってしまい、結局、ミキちゃんとランちゃんはとっても気まずくなってしまいました。

まあありがちな話です（ちなみに私は昭和の生まれですので、三人組と聞くとついこういう名前を思いつくのですが、実在人物とは何の関係もありません）。

この場合、ランちゃんの失敗は何かというと、それは学校の中の人間関係なんてコロコロ変わることもありうるのに、そのことを考えずに迂闊にクラスメイトに悪口を言ってしまったことです。要するに、陰で言わなければならなかったことを表で言ってしまったのが問題だったのです。

愚痴をこぼす際には、気をつけなければならない条件があります。それは、愚痴はあくまでも〝陰〟で言わなくてはいけないということです。もし陰口が相手に伝わってしまったら、その人との関係はさらに悪化します。だからこそ愚痴をこぼす時は、相手に絶対に漏らすことのない人物を厳選し、相手には決して聞こえない場所で言わなければなりません。

言いたいことが思い浮かんだ際に、それがおおっぴらに語っていいことなのかどうかを見極めたうえで、陰でしか語ってはいけないことは陰でしか口にせず、日頃は自分の心の中に静かにしまっておく能力、すなわち「陰ひなた能力」を高め、**安全な〝陰〟で自分の負の感情を丁寧に処理すること**がストレスに強くなれる対処法なのです。

会社の愚痴は同僚には言わずに友だちにこぼす。学校の先生が保護者の愚痴をこぼす時は校区から遠く離れた町の居酒屋でこぼす。看護師は医者への不満はナースステーションでは言わずに更衣室でこぼす。アナウンサーは妻の愚痴をラジオ放送ではこぼさない。

そういった態度が求められるのです。

いろんな自分を使い分ける

私、実は小学四年生から六年生まで長崎少年合唱団に所属しておりました。ボーイアルトとして活躍していたわけですが、何年生の時だったか、夏に雲仙のホテルで合宿がありました。朝から晩までひたすら歌いっぱなしで練習するわけです。きっと、やれ「発声がどうだ」「リズムがズレてる」「音程が下がってる」などとやられたんだと思いますが、どんな練習をしたかはもはや忘れました。ただ一つだけ、今でも覚えている風景があります。

当時はまだ昭和ですから、引率の先生も夕食になると「ビールで乾杯」となるわけです。食事が終わった頃には先生方もすっかりいい気分になっておられたのでしょう。団員が部屋に引き上げたあとに、忘れ物でもした私が大広間に戻ったら、酔っぱらった先生方が実に楽しそうに社交ダンスに興じておられました。それはそれは楽しそうで、「先生方にはこんな一面もあるんだ」と、なんだかうれしかったのを覚えています。

私が診察室で出会う人の中には、職場でも自宅でもいつも「立派な大人」「道徳的な人」「規律正しい存在」でなければならないという考えに束縛されている人がいます。まあ聞けば、だいたい子どもの頃からそのように育てられてきているわけです。

しかしそれではストレスはたまる一方です。やはりストレスに強い人は「立派だったり、立派じゃなかったり」「正しかったり、正しくなかったり」「頑張ったり、ゆるんだり」が自在にできる人だと思います。

場面に応じていろんな自分を使い分けることができること、これこそがストレスに強くなれるあり方です。そのことを子どもと関わる大人も知っておいて、いろいろな姿を子どもに見せてほしいと思います。

最近の修学旅行では「先生が飲酒するなんてもってのほか」だと聞きますが、私の子ども時代の体験からすると、なんだかもったいないなあとも感じます。

修学旅行の時の先生方は七二時間連続勤務みたいになっているのでしょうから、変な話、三交代で「夕方からは俺は一緒にいるけど勤務外」とでもうそぶいて、生徒の前でのびのび飲酒する姿を見せたっていいのに、なんて思うのですが……まあ独り言です。

〝うわっつら〟を大切にする

昔、明石家さんまさんがテレビでインタビューを受けておられて、とても印象に残った言葉があります。それはインタビュアの方の「さんまさん、芸能界を長く生き延びていくために一番大切なことは何ですか?」という問いかけに対してさんまさんが答えた一言です。「心配り」とか「日頃の付き合い」とか「礼儀」とか言うのかなあと思ったら、彼は違いました。彼が言ったのは「うわっつら」。芸能界を生き延びていくのに大切なのは「うわっつら」だと彼は言ったのです。ああ素晴らしいなあと私は感じまして……。

一般的にみんなに嫌われるのがいやで、誰にでもいい顔をしてしまうという人を「八方美人」といいます。この八方美人というのは、あまりいい意味で使われていないと思います。

でも仮に誰に対してもいい顔ができない人を「八方不美人」と呼ぶとして、「八方美人」と「八方不美人」を比べたら、どちらが社会の中でうまく過ごせるでしょうか? それはもちろん「八方美人」です。「八方不美人」と違って、嫌いな人にも悟られることなく、表面上はうまくやるわけですから、無用なトラブルや軋轢《あつれき》はグンと減ります。要するに、**誰にでもいい顔ができる「八方美人」「うわっつらがいい人」は、ストレスの少ない環境を自ら生み出すことができる人**だともいえます。

ただし、一つだけ、気をつけてほしいことがあります。それは周囲の人の声だけでなくて、自分自身の心の声にも耳を傾けるということです。いろんな人の意見を聞いて細やかに配慮できるけれど、自分に対してだけは何かと厳しいのではつらくなるばかりです。やはり相手と自分のバランスはしっかり取らなくてはいけません。考え方がまったく異なる周囲の人のすべての意見に「そうですね」「私もそう思います」と合わせてばかりだと疲れ果ててしまいますので、ここは気をつけましょう。

どうしても相手の言うことに納得できなくて、これに賛成するのはさすがにできないなあと思っているのに、相手から賛同を求められた時はどうするか。そんな時はあいまいな笑顔を浮かべつつ、相手の言うことに賛成も反対もしないで、じっと聞くにとどめておけばいいでしょう。もし可能ならば、「あ、そうなんや。なかなか難しいもんやな。ところで最近、おまえどうなんや」とさんまさんのような早口でまくし立てて、他の話題にさっさと切り替えるのも手でしょう。

状況に応じて子どものように振る舞う

地球上には多くの民族や人種があって、それぞれが異なる国を作り、異なる文化を構築しています。しかし民族や国は異なれど、人間の行動にはなぜか共通する部分があります。たとえば結婚などの幸せの時や葬式のような悲しみの時には親しい人で集まり、みんなで歌ったり、祈りを捧げたりします。また西洋では神、東洋では仏、日本では天皇陛下と、おおいなるものを心の中心に据えたりすることも共通しています。

そして世界中のどの民族にも、なぜか何らかのお祭りがあります。このお祭りたるや正気の沙汰とは思えません。

でかい丸太があれば引きずりおろし、チーズを投げ落とし、トマトを投げて、裸になって殴り合い……。時には参加者が大怪我することだってあります。

わが長崎の諏訪神社の祭礼である〝おくんち〟では七年に一度、樺島町が「太鼓山（通称：コッコデショ）」という踊りを奉納します。五色の大座布団を屋根にした、子どもが叩く大太鼓を囲むやぐらを乗せた山車をかけ声をかけながら大人たちが担ぐ、たいへん勇壮な演し物です。山車を宙に投げ上げる際に「コッコデショ、コッコデショ」とかけ声をかけながら死ぬほど重い山車を上げたり下げたり、投げ上げたりするのですが、「なぜ上げたり下げたりするのですか？」と聞かれてもよくわからないわけです。本来は神に捧げるために行っているのでしょうが、特にその行為自体に生産性があるわけでもないですし、もしこの世からなくなったとしても、きっと社会全体は何の変わりもないのでしょう。しかし私を含めて長崎の大人たちは、まるで子どもみたいにコッコデショに夢中になって大騒ぎします。

どうやら人間というのは、この日々を生き抜いていくために時折、子どものように気持ちを解放していく必要がある生き物のようです。お祭りは、まさに子どもに戻る時間です。そこで日々のストレスを解放して再度大変な生活に立ち戻っていくのです。

お祭りという大きなイベント以外でも、私たちはお酒の力を借りて大騒ぎします。これもまた子どもに戻る時間です。

その時々において**状況に応じて子どものように振る舞うことができて、また速やかに大人に戻ることができる**ことは、ストレスに強くなれるいい方法なのです。

浮いて待て（UITEMATE）

まずは豆知識です。

人が「溺れて亡くなった」と聞くと、最も頭に浮かぶのは海やプールで泳いでいて溺れたということだと思います。しかし最も人が溺れて亡くなるのは、お風呂の浴槽です。厚生労働省の人口動態統計によると、平成二九年には六〇九一人が浴槽で溺れて亡くなっていて、これは交通事故死の五〇〇四人を上回ります。

さらに豆知識は続きます。

浴槽での溺死を除いて、水難事故についてはどうでしょう。果たして水泳が一位でしょうか？　警察庁の平成二九年における水難の概況によると、水難事故で亡くなったり行方不明になった方は六七九人でした。実は水難事故で亡くなった方は昭和五〇年は三〇〇〇人を超えていましたから、相当減ったともいえます。さてその原因ですが、一番多いのは「魚とり・釣り：二二九人（三三・三％）」です。そのあとに「水遊び：六一人」が続き、やっとその次に「水泳：四七人」となります。

水泳は夏場しかしないから少ないのではと考える方もおられるでしょうが、七～八月に限っての水難事故を調べても、平成二九年夏期における水難の概況によると、死者行方不明者二四八人のうち、やはり第一位は「魚とり・釣り：六七人」で、以下、「水遊び：四五人」「水泳：三八人」と続きます。夏場も順位は同じなのです。実は水泳は救助される割合が高いため、死亡にまで至らないケースが多くなります。やはり危ないのは釣りです。

さて、さらにさらに豆知識は続きます。

では、釣りをする時はどうしたらいいでしょうか？

まず大切なのは、何よりもライフジャケットを着用することです。ライフジャケットを着用せずに落水した場合、着衣のままだととにかく泳ぎにくくて、少々泳ぎに自信がある人でもうまくいかないそうです。水難学会では、そんな時に助けてくれる人が来るまで、とにかく「浮いて待て」と教えています。これは国際的にも評価されて「ＵＩＴＥＭＡＴ

E」とそのまま海外でも紹介されています。

「手足を大の字に広げて仰向けに」「靴は浮き具代わりに履いたまま」「大きく息を吸い、空気を肺にためる」「あごをあげて上を見て」「手は水面より下に」「ペットボトルやかばんがあれば胸に抱える」姿勢でじっと助けを待つのです。

さて、散々遠回りしましたが、やっと本題です。

「浮いて待て」は実はストレスをため込んで具合が悪くなった人にも役に立つ考え方です。つまり、自分の力ではどうにもならない時に「ああでもない、こうでもない」ともがき続けるのではなく、問題を未解決のままいったん棚上げし、自分自身は今より体調が悪くならないことだけを考えて、じっと時間の流れに任せたり、助けを待ったりするという方法をぜひ覚えてほしいのです。

「浮いて待て」は水難事故にも、ストレスに強くなるためにも有効だと知っておきましょう。

夢や目標は具体的に抱く

昔、新聞を読んでいて、東南アジアの少年の記事がありました。詳細は忘れたのですが、記事の中に一つだけ印象に残っていることがあります。それは彼が「将来の夢は日本製のオートバイを買うこと」と答えたことでした。

現在、日本の若者が将来の夢や目標を聞かれたら何と答えるでしょう。「オートバイを買うこと」とキラキラした目を向けながら語るでしょうか？　そんな若者はあまり多くない気がします。

私の出会う若者たちも「自分らしく生きる」「アフター5を充実させる」「幸せになりたい」「自己実現する」「いい仕事に就く」「本当にやりたいことを探す」など、その望みはとても抽象的です。

ちなみに「本当にやりたいこと」なんてものは「ちょっと興味があることを実際にやってみて、最初は地道な苦労ややりたくないことなどもやりつつ技量を高めて、本当の面白みを感じられるところまでたどりつく」という過程を経ないと見つからないと思います。たとえばギターをカッコよく弾こうと思ったら、まずは人差し指を懸命に伸ばしてFコードを押さえるというハードルを越えるしかないのです。

それはさておき、彼らは結局自分が抱いた漠然とした夢がどうしたら実現できるのかイメージが湧かず、さらに何がゴールなのかもわからなくなり、結局ストレスを高めているのです。

夢や目標を具体的に描くことはストレスに強くなれるあり方です。

「バイトで○○円貯めて、新しいスマホを買う」「週末には必ずワインを一本あける」「年に一度家族旅行に行く」「ロケット製造に欠かせないバルブを作る」「公認心理師の資格を取って、大村共立病院や大村椿の森学園で働く（ご応募お待ちしております）」……。

夢や目標は具体的であればあるほど、実現に向けての道筋が明確になりますし、達成できたかの評価もしやすくなり、ストレスに強くなれるということを知っておきましょう。

夢や目標は小さく抱く

マスコミに取り上げられるような人が抱く夢は壮大です。

たとえば大リーグで活躍する大谷翔平選手が花巻東高校時代に立てていた目標は「八球団からドラフト一位に指名される」だったそうです。それに向かって努力を重ねる大谷選手は素晴らしいし、私も大好きですが、今日の成功はあの見る者を圧倒する恵まれた体がなければありえなかったともいえるでしょう。

社会で活躍する人たちは、抱いた大きな夢が叶いやすいベースがあるのだろうと思います。頭がよかったり、運動神経に優れていたり、顔や声がよかったり、恵まれた家庭に育っていたり、親が熱心だったり……。そのような資質や背景があるからこそ、頑張った際に結果が比較的早く出ますし、結果が出ればうれしくなって努力も継続しやすくなります。だから彼らは「頑張れば夢は叶う」と実感をもって語るのです。

しかし私が日頃出会っている患者さんや子どもたちは、その置かれた境遇や持って生まれた能力などが、残念ながらテレビで取り上げられるような人とは大きく異なっていて、彼らが同じ夢を抱いても、そう簡単には叶わないことが多いと思います。

では、彼らは幸せになれないかというと、それは断固違います。

ストレスを高めるのは「現実と夢のギャップ」です。高すぎる目標に、現実の自分が追いついていかないことが苦しいのです。

このギャップは二つの方法で埋めることができます。一つ目は現実の自分を高めること、そしてもう一つは目標を見直して無理のないものに変えることです。

抱いた夢や目標が実現できずにあまりに苦しいならば、一度見直して現実に即したものに変えるといいと思います。そして成し得たささやかなことの一つひとつを、確認し、喜びをもって味わう作業を重ねていくといいでしょう。

確かに子どもの時に抱いた夢のままの自分にはなれないかもしれない。しかし幸せになれる道筋は一つではない。そう考えて現実を踏まえて行動することこそ、ストレスに強くなれる方法なのです。

私も昔は初代スケバン刑事の斉藤由貴さんが好きで、まるで初戀のように情熱をもってテレビを観ておりました。もし私が彼女を卒業せずに、夢の中で今も迷子の恋を抱きしめて、墨絵の街をさまよい歩いていれば、人生は悲しいものになったでしょう。しかし、きちんとその悲しみとさようならしたからこそ、妻と出会い、家族を手に入れることができたのです。

第4章　ストレスに強くなれる生活術

休むことを〝よし〟とする

　ここからは、日頃から心がけることでストレスに強くなれる生活術についてお話ししていこうと思います。

　それでは、まずとても基本的な話から入ります。これは大きなストレスから自分の心や体を守るために最も大切なことかもしれません。

　私が精神科医として仕事をしていると、時々、寝る間も惜しんで働いて、そのうちに疲れ果ててしまった人、または、親として、そして夫や妻としてとにかく手を抜かずに家族の問題に向かい合い、子育てを頑張っているうちに体調を崩してしまった人に出会うことがあります。

彼らは「頑張れなくなったら、もはや自分には何の価値もない」という悲壮感に満ち溢れています。こちらが「少し休みましょう」とアドバイスしても、なかなか彼らは休みません。きっと彼らにとって、休むことは頑張ること以上に難しいのだと思います。

第1章でストレスに向かい合う際には「筋トレ」のような方法が望ましいとお話ししました。筋肉も鍛えてばかりで休ませる時間をとらないと、いつか傷めてしまうわけですが、それと同じように、やはりストレスに強くなるには頑張るだけではなく、しっかり休む時間も必要なのです。

私たちが若い頃にいろんなことを学んだ学校という場所は、課題や役割といったストレスを子どもに与えて、子どもの頑張りを引き出して成長を促す役割を担っている場所です。だから教師は、生徒に対し、理由もなく休むことを簡単には認めません。

でも、長い人生を過ごす中では、それでは長持ちしないことも多いのです。

連続出場を続けていた巨人からヤンキースに移籍した松井秀喜さんにしろ、甲子園で常人離れした球数を投げて、人々に感動を与えた松坂大輔さんにしろ、素晴らしい選手ですが、年齢を重ねるにつれ、あちこちの故障に悩まされるようになりました。私は、若い頃の無理がたたっているんだろうなあと思います。

ちなみに最近のメジャーリーグでは、疲れがたまってヘトヘトになってから休むよりも、まだ少し余力を残した段階で休むことが推奨されているようですが、この方法はまさにストレスに強くなれる生活術だといえるでしょう。

休むことは悪事ではありません。休むことに、本来、言い訳や理由はいらないのです。「病気になったから」とか「祖父が病気で」という学校で求められたような〝正当な理由〟ではなく、「リフレッシュのために休む」「なんとなく休む」「日差しが心地いいから休む」ことも時には織り交ぜてはいかがでしょうか？　もちろん、それを会社にいちいち言うかどうかは別問題ですが……。

二〇一八年一〇月、労働基準法が改正されて、二〇一九年四月から年次有給休暇の取得が義務化されました。具体的にいえば、年間一〇日以上の有給休暇を付与されている従業員は一年間で五日以上の有給休暇を会社が必ず取らせせなければならなくなったのです。しかし、熱心な病院職員の中にはなかなか自分から休みを取ろうとしない人がいます。なにせ今まで頑張って休まない生き方しかしてこなかったので、どんなタイミングで休みを取ればいいのかがよくわからないのです。

そう考えると、今後は学校でも「無遅刻・無欠席」ではなく、「五日間は上手に休みを取ること」と教育したほうがいいのかもしれません。

悩んでいる自分を〝よし〟とする

精神科に自ら受診する方は「体や心の症状」「断ち切りたいけど断ち切れないよくない習慣」「社会とうまく折り合いがつけられない」など、何らかの悩みを抱えているわけですが、そんな中で、時々「こんなことで自分が悩んでいるということ自体が情けない」と言う方がおられます。

悩みの内容だけでなく、悩んでいるという事実そのものがダメなんだと考えて、自分のあり方を責めているわけです。そしてさっさと立ち直って、悩みなどない生活に戻らなければならないと考えているのです。

しかし、いくら悩みたくないと思っても、悩ましいことは悩ましい。その事実はなくなりません。他の人にとって悩ましくないようなことであっても悩むことはありますし、振り払おうとしてもそう簡単に消えてなどくれないのです。

そう考えた場合、その悩みを敵視してもよりつらくなるばかりです。思い切って、悩んでいる自分を〝よし〟とする。もっといえば、その悩みとしばらく友だちになってみようと考えてはいかがでしょう?

そういえば、「ストレスは決してダメなものではない、ストレスはその人の成長のために欠かせないものだ」と先にお話ししましたが、**私たちは、悩みを抱えて、その悩みに向かい合う作業を重ねていく中で成長していく**のです。

ロールプレイングゲームでは、しばしばとても強い中ボスに出会います。この中ボスを倒すために、私たちは経験値やゴールドを稼ぎ、装備を整えます。中ボスを倒した頃には、勇者は見違えるほど強くなっているではありませんか。

悩みは人格の成長すらも促します。たとえば私が出会ったつらい人生を生き延びてきた人の中には「つらい人の気持ちに誰よりも共感を寄せることができる人」「弱い人の失敗には限りなく寛容な人」「世の中にある薄っぺらいきれいごとを見抜く達人」がたくさんいました。

ぜひ悩んでいる自分を〝よし〟としてください。

ひとり上手であること

若い患者さんと話をする中でよく話題になるのが就職のことです。

そんな患者さんにアドバイスをする時は「仕事に就くこと」だけでなく「その仕事を続

けられるか」という視点を忘れてはいけません。

ちなみに、精神疾患をもつ患者さんが仕事に就く際に、本人がいやでなければ「自然」を相手にする仕事や「物」を相手にする仕事、要するに一次産業や二次産業に関しては比較的続きやすいように思います。しかし「人を相手にする仕事」、すなわち三次産業の場合はなかなか続きにくい人が多いようです。その理由ははっきりしています。自然や物はこちらに文句を言いませんが、人は文句を言うからです。

人の抱えるストレスのかなりの部分は、他人との関わりの中で生まれます。ですから、人付き合いがあまりに多いと、当然ストレスも大きくなってしまいます。

そういった意味で、**ひとりで過ごす時間をそんなに寂しいと感じることもなく楽しめる「ひとり上手」な人はストレスに強い**といえるのです。

学校ではいつも誰かとワイワイと過ごしている人のほうが社会性があると評価されるのかもしれませんが、そんな人が孤独な状況に置かれた時は結構弱いものです。実は無理に他人に合わせることもなく、自分の趣味に打ち込む時間を楽しんでいた人のほうが、そういう状況には強いのかもしれません。

誰かと一緒じゃないと楽しめないような趣味ばかりではなく、ひとりでできる趣味をぜひ開発してください。

本・漫画・アニメ・映画を楽しみ、プラモデルを作り、似顔絵や小説を書くなんていうのは、これこそ「ひとり上手」。たいへんストレスに強い生活スタイルだといえるでしょう。

ちゃんと泣く

日本が世界に誇る名曲に『上を向いて歩こう』があります。

スウィングのリズムが醸し出す飄々とした感じが、やせ我慢している男の心情を表現していていい曲だなあと思います。

しかし実はストレスに強くなるという意味では、この歌の中の男性の行動はあまり望ましくありません。まずつらいことを「一人ぽっち」で思い出しているのがよくない。一人で考え込むと、だいたい考えが偏って、いいことは一〇〇分の一、悪いことは一〇〇倍に感じがちになります。思い出すなら信頼する誰かと一緒に語り合いながら思い出したほうがいいと思います。

そして何よりも、ストレスに強くなるという観点でいうならば、**涙を流さないように我慢するのがよくない。**

このあたりについてはまだよくわかっていませんが、生物学的にはいろいろ研究されています。

「感情が揺さぶられて出る涙には、ストレスが高まった際に分泌されるＡＣＴＨ（副腎皮質刺激ホルモン）が含まれていて、泣くことで体の外へ排出される」

「涙を流したあとは血液中のＡＣＴＨが減少していた」

「共感に関係する内側前頭前野において、特徴的な血流増加が出現する」

「自律神経が極端な副交感神経の興奮状態にシフトする」

などの説があります。いずれにしてもその結果、泣いたあとには爽快感や解放感が出現するのです。

悲しい時にきちんと泣くことは、ストレスに強くなれる効率的な方法です。

さっさと謝る

ニュース番組やワイドショーを観ていると、国会で閣僚が野党の議員から激しく攻め立てられたり、芸能人が記者から追及されたりする場面を目にします。その際に、本人の回答の仕方があいまいで何かを隠しているかのように周囲に感じさせると、周囲はますます激しくいきり立ち、事態はどんどんこじれていくわけです。

仮に本人に何らかの落ち度があった場合に、周囲からどれだけ叩かれようが「今回は断固として嘘をついてでも隠し通す」と決めているならば、それはまあ「あらまたお疲れさま」という話なのですが、落ち度を隠し通すのは心身にとても大きな負担をかけます。

ストレスに強くなれるあり方は、こちらに落ち度があっても、謝って済みそうな時は「さっさと落ち度を認めて謝ってしまう」という方法です。

落ち度を隠すと、それはこちらにとって大きな〝弱点〟になります。弱点をかばいながら相手に向かい合うのは大きなハンディを背負うことになります。逆に落ち度をさっさと認めてしまえば、弱点を抱え込まずに済み、相手はこちらに対しての攻めどころを失うのです。

テレビの討論番組を観ていて、この技術に非常に長けているのは橋下徹元大阪府知事です。彼は本当に討論の達人で、実に参考になるので、いつも勝手に学ばせてもらっています。彼はさまざまなテクニックを駆使します。たとえば議論で分が悪い時にはさっと話題をすり替えたり、わざと感情的に振る舞って相手を煽《あお》って自分の土俵に誘い込みます。政治家だった自分と、政治家ではないコメンテーターの立場の違いを強調してみせたり、唐突に細かくてたいして重要でなさそうなことを持ち出して、相手がはっきり知らないとみるやたたみかけるように自分の知識を示し、相手の無知を周囲に強く印象づけたりして相手をやり込めます。

そんな彼が今言っていることと矛盾したことを過去に言っていたじゃないかと相手から突っ込まれた際に使うテクニックがあります。それはさらっと、「その点は僕の至らないところでね」とか「そこは認識不足でね」などと一切神妙な様子は見せないまま言って、さっさと謝るというテクニックです。

場合によっては、相手から何も言われていないのに先に自ら言及することすらあります。そのうえで「しかしですね……」とさっと議論を別のポイントに置き換えるわけです。弱点はすでにさらしていますから、あとから突っ込まれたりしません。そうなると、議論はこちらのペースで進めやすくなります。

そういえば、刑事ドラマの取り調べの場面で、刑事が犯人に対して、「さっさと吐いちまえ。吐いたら楽になるぞ」と言いますが、これはストレス対処の観点では真実です。

ぜひみなさんも、**謝って済む自分の落ち度はさっさと認めて謝ってしまいましょう。**

焦らない

私が精神科医になってまだ三年目の時、何かの出し物だったのか、病棟の患者さんを集めて歌の練習をしたことがありました。

歌ったのは童謡『里の秋』でした。

木の実の落ちる音がするくらい静かな夜、家の中には栗の実を煮る音くらいしかしない中で、戦争に行っている父の帰りを、母親と二人で待っている子どもの心細い心情が歌われている名曲です。

この曲を練習していて、とても印象に残ったことがあります。

彼らは歌う時に、長い音を伸ばさずに短く切る人が多くて、さらに休符をきちんと休まずにすぐに次のフレーズを歌おうとするのです。

結果的に四分の四拍子が四分の三・五拍子みたいになって、まるで知る人ぞ知るプログレッシブ・ロックみたいになりました。キング・クリムゾンとかジェネシスみたいに……。

実はそこにいた患者さんは不安が高い方がとても多く、そんな彼らがちゃんと歌わなきゃと思ったものだから、焦ってしまってゆっくり休符をとらずに、こんな現象が起こっていたのです。

ちなみに、中学生の校内合唱コンクールもこの現象が起きやすくて、だいたい本番の演奏はテンポがだんだん早くなります。

それはさておき、ストレスに弱い人の中には彼らの歌のように先を急ぎすぎる人がいます。あいまいなままにしておくことがとにかくつらくて、一日も早く答えが欲しいというわけです。

急ぎたい気持ちはわかりますが、物事の解決のためには、一定の時間が必要です。インフルエンザウイルスが体の中から消えるのにも時間が必要であることと同様に、つらい状況から脱するためにも時間がかかります。

ストレスがたまって具合が悪くなった際には**「早く元気にならなきゃ」「早く立ち直らなきゃ」と考えずに、まずはいったん「自分の人生の楽譜の中に休符を書き込む」くらいのつもりで焦らない**ようにしましょう。

行動しないという決断

とにかくうまくいかないことがあると私たちは不安になります。

そして頭の中に湧き起った不安な気持ちを打ち消すために、早く決着をつけなければと焦ります。「どうしたらいい、ねえどうしたらいい」という感じで、方針も定まらないうちから、やみくもに動き回って、ますます事態がこじれるなんてこともあるかもしれません。

そんな時の対処法として知っておいてほしいことは「行きづまった時に決断を先送りして、慌てて行動しない」のも立派な方針だということ、言い換えれば「行動しないという行動計画を立てるのも手」ということです。

もちろん、この際にはただ何もしないのではなく、事態の推移をじっと見守るという注意深さが必要なのは言うまでもありません。しかし、**早急に事態解決のために行動するばかりがいいあり方ではない**のです。

いかなる場合も同じなのですが、事態を悪いほうに導くのは私たちの〝行動〟です。心の中の想いそのものが事態の悪化を招くのではなく、その想いが悪い行動に置き換わった時に事態はこじれるのです。

逆にいえば、心の中がどれだけ苦しくても、行動が崩れなければ人生は壊れないのです。

長い目で見る

私は思春期の子どもを診察することが多いのですが、彼らは今の自分を今の他人と比べて、自分の価値を見定めているようにみえます。

「友だちが学校に行っているのに、自分は行ってないからダメだ」

「私は友人が少ないからダメだ」

「俺は成績が悪いからダメだ」

彼らは言います。そして「自分はダメなやつだ」と結論づけるのです。

しかし、果たしてそんなものでしょうか？　そもそも彼らは他人との競争に負けているのでしょうか？

ここで、人が一生の中でどんな競争を繰り広げていくのか、かいつまんで並べてみましょう。他にも山のように競争していることはありますし、そこじゃないだろうとの批判もあるかもしれませんが、まあこんな感じでしょうか。

産まれた時：五体満足に産まれてくるか？

赤ちゃん：誰が先に歩くか？　話すか？
小学生：走るのが速いか？　ケンカは強いか？
中高生：勉強ができるか？　部活で活躍できるか？　モテるか？　リア充か？
大学生：どの大学か？　バイトの時給が高いか？

大学生になると、小学生の頃に大問題だった足の速さなどはもはやどうでもよくなりますし、中高生の頃には大問題だった勉強ができるかということもほとんど問題ではなくなります。さて、いよいよ社会人です。

二〇～三〇代：いい会社に入ったか？　結婚したか？　子どもができたか？
四〇～五〇代：収入はいいか？　子どもが優秀か？
六〇～七〇代：体は健康か？　孫はできたか？　痛いところはないか？
八〇代以上：若く見えるか？　歩けるか？　堅い物は嚙《か》めるか？　記憶は確かか？

そして結局、最後は「元気で長生きできたか」の勝負となるのです。
このように競争のポイントはどんどん入れ替わって、今の自分が悩んでいることは一〇年後にはどうでもいいことになってしまう可能性が濃厚です。もし今、失恋して死にたいくらい悩んでいても、一〇〜二〇年経った頃には「そんな人もいたなあ。下の名前は何だったっけ」となるかもしれません。

やはり、物事の結論を急いではいけません。**物事は長い目で見て判断しましょう。**

生活リズムを保つ

わが宮田家も今は子どもたちも大きくなりましたからもはや関係ないですが、昔、子どもがまだ小さかった頃は、大みそかは「どんなに遅い時間まででも起きていていい」「どんな真夜中でもポテチを食べていい」といった特別な日にしていました。そういうふうに決めていましたから、当然正月は完全に寝正月で、たいてい朝ご飯はなし。昼ご飯がその年で最初の食事となっていました。

まあ年に一度ですから、それでもいいのですが、ストレスに強くなれる生活スタイルという観点からは、このような寝正月は望ましくありません。

ストレスは人間の自律神経に大きな影響を与えて、いろいろな体調不良を引き起こすのですが、この自律神経のバランスに大きく影響するものの一つがサーカディアンリズム、すなわち体内時計です。

人間は夜行性ではなく、昼行性の動物ですから、基本的に昼間に起きて夜に寝ます。しかし体内時計は〝寝たり起きたり〟だけを制御しているわけではありません。たとえば体温や血圧は昼間に上がって、夜間は下がります。同様に脈拍も昼間に増加して、夜間に減ります。夜間には成長ホルモンがたくさん出ますし、おしっこを濃縮する抗利尿ホルモンも出て、眠っている間のおしっこを減らします。他にもいろいろなホルモンが時間帯によって増えたり減ったりします。

生活がいつも不規則だと、目は醒めているけど夜中のように体温は下がったままになったり、ホルモンの上がり下がりがでたらめになってしまったり、体内時計は大きく狂います。そうなると自律神経は不安定となって、ちょっとしたストレスで体調を崩しやすくなります。

やはりストレスに強い体を作るためには、**生活リズムを保って規則正しい生活をすることが欠かせない**んだと心がけておきましょう。

自分のことは棚に上げる

こうやってストレスに強くなれる生活術についてお話ししているものの、昔から「医者の不養生」という言葉もあるとおり、私もたいして規則正しい生活を送っているわけではありません。この本の執筆もだいたい深夜に行っているのですから、ひどいものです。

この、私のような態度を「自分のことは棚に上げる」といいます。

ちなみにこの「棚に上げる」という言葉は、「棚上げ」という商売用語が由来です。商品がだぶついて値下がりするのを避ける目的や、値段が上がるタイミングを待つ目的で、商品を一時的に倉庫などに保管して市場に出さないようにすることをいいます。そこから、物事を一時的に保留するという意味が生まれました。そしてさらに、自分の都合の悪いことには一切触れずに、知らんぷりして他人のことをとやかく言ったりする際に使われるようになったわけです。

英語にも同じようなことわざはあって、The pot calls the kettle black（＝鍋がやかんを黒いという）というのだそうです。

この自分のことを棚上げにするというのは、道徳的にはさておき、ストレスに強くなるという観点ではそんなに悪くないあり方です。

私たちは感情的な生き物ですから、自分自身はできないことであっても相手に求めたくなることはありますし、相手に対してもうちょっとどうにかならないかと不満を抱くことだってあります。

そんな時にいちいち自分を振り返って、自分もできない時はあるからと相手に何も要求しないまま我慢したり、自分もできないくせに不満を感じてしまうとは自分はなんて未熟な存在なのだろうかと自分を責めたりしていては、ストレスもたまるばかりです。

テレビで漫才を観ていて「こいつらの漫才は間が悪い」とか、歌を聴いていて「音程悪いよね」などと私たちはすぐにあれこれ批評します。まあ、しかし客観的にいえば、批評している私たちがやる漫才や歌は彼らより下手に決まっているわけです。比べたら手も足も出ないでしょう。だからといって、その都度、自分ができるかなどを基準にしていては息がつまります。

ぜひ**自分のことは棚に上げながら、面白おかしく陰口をはけ口に変えて、気が許せる仲間とワイワイやってください。**

私自身もたいしてストレスに強いわけでもありませんが、自分のことは棚に上げつつ、引き続きお話ししていこうと思います。

歩く

ストレスに強くなれる生活術として、休む時間をきちんと取ることが大切であることは前にお話ししました。ストレスによって高まった交感神経の興奮を抑えて、体の疲れをとることはやはり基本中の基本です。

しかし、休むことが重要だからと一日中ゴロゴロしていればストレスに強くなれるかというと、そうではありません。

ストレスに強くなるためにはやはり **「適度な運動」が欠かせません。** 運動が免疫力を高めて、風邪を引きにくい体を作ることや生活習慣病を予防・コントロールするために有効であることは、みなさんもよくご存じだと思います。

加えて適度な運動にはストレスに強くなれる効果もあるのです。まず運動することで、血行は改善し、ストレスによって緊張した筋肉をほぐします。ぬるめのお風呂にゆっくりつかることが、気持ちをリラックスさせることはみなさんも経験しておられると思いますが、適度な運動によっても同じ効果が得られるのです。

さらに近年、適度な運動は脳内の神経伝達物質の働き方を改善し、脳神経細胞の働きで不安感や気分の落ち込みを軽減するとか、不安感が高まりにくい体質を作るともいわれるようになりました。

また生活に運動を取り入れるとサーカディアンリズム（体内時計）は整いやすくなりますし、運動を日課にすることで考え込む時間を軽減する効果も生まれますから、ストレスに強くなるという意味で、運動にはいろいろないい点があります。

これらの効果を得るためには、体があたたまり、軽く汗ばむ程度の軽い運動が望ましいです。ウォーキング、サイクリング、ストレッチ、ヨガなどがこれにあたります。なんならガムを噛んだり、鼻歌を歌ったりというのもいいでしょう。時間的には長すぎると交感神経が緊張しすぎて逆効果になるので、運動はせいぜい二〇分程度にとどめたほうが望ましいといわれています。

そして、理由はまだよくわかっていないのですが、リズミカルな運動はよりよいともいわれています。最近トラウマ治療の現場では、左右に眼球を動かしたり、両耳から交互に音を入れたり、体の左右対称な部分を交互にタッピングしたりする、要するに体の左右に規則的な刺激を与えながらつらかった体験を思い起こすという専門的な治療方法が開発されていて、これらがトラウマのつらい症状を軽減することに有効だということがわかっています。

そこから応用して考えると、両足を交互に動かす人間にとって最も基本的な「歩くこと」も、左右への規則正しい刺激が加わるわけですから、望ましい運動だといえるのではないでしょうか。

無理に答えない

今でこそ私は、人間の価値は「あとからなんとでも取り繕える『心の内側』ではなく、その人が行動や言葉を用いて『自分の外側』に表したもので測るべきだ」と考えているのですが、若かりし頃はそれなりに心の内側への関心も深くて、文学・心理学・哲学・宗教なども好きでした。まあ精神科医になったのもそのあたりからのつながりです。

そんなわけですから、結構他人と議論するのも好きでした。思春期には周囲の大人たちに対していろんな質問をしました。思春期の私の質問は答えを求めているというよりも、大人に絡んで大人がどんな反応をするか、そして自分が今、どこに立っているのかを確認するための作業だったと思います。

大半の大人は質問に対して、自分なりの考えを述べてくれるわけですが、それに対してこちらは素直に納得などせずに「でもですね」と反論してみるわけです。

そうするとだいたいは「滔々《とうとう》と自説を説明する」「反論されてムッとする」のどちらかの反応が返ってきました。中には「『大人になればわかる』と言って、議論させない」「『そんなこと考えているんだ、すごいね』などと猫なで声で言いつつも表情をこわばらせる」というパターンもありましたが、これも予想の範囲内でした。

そんな中で、思春期の私にとって、最もやっかいなパターンがありました。それはこちらの質問に対して、小さな声で「うーん」とつぶやいて、その後は時にはぼんやりと、時にはに興味深げにこちらを見たまま何も答えない大人でした。そろそろ答えるかなと思ってじっと見ても、何も答えないし、「あなたはどう思うの?」と問い返してくるわけでもない。ただ質問しているこちらの様子を見ているのです。相手がたいした答えをもっていないのはわかりますが、それ以上にその質問された内容自体にさほど関心をもっていないのがやがて伝わってきます。そうなるとこちらは、これ以上大人に噛みつくすべもなく、話題を取り下げるしかありませんでした。

さて、私たちは他人からさまざまな質問を受けることがあります。そんな際に誠実な方ほど、「ああ答えたほうがいいかなあ」「こう答えたほうがいいかなあ」と頭を悩ますのでしょうが、もう一つの選択肢、すなわち「無理に答えない」という選択肢を忘れがちです。

特にしたくもない議論に巻き込まれそうな時や、どう答えても得がないような時は、無理に答えてもストレスが高まるばかりです。質問をしたい時に質問するのは相手の自由ですが、答えるかどうかはこちらが好きに決めればいいのです。**答えにくい質問には無理に答えないままにしておく。**これはストレスに強くなれる生活の知恵なのです。

気持ちを正確な言葉で描く

何らかのストレスを感じる出来事にさらされた際に、私たちの交感神経は活発に働き、心身ともに緊張した状態に陥ります。その場合、その不安を処理できないままにため込んでしまうと、人間は今からお伝えする三つのどれかが不安定になります。

一つ目は「体」。腹痛や頭痛、食欲不振など、原因のはっきりしない体調不良が現れます。

二つ目は「行動」。誰かに八つ当たりしたり、過剰に甘えたくなったりしがちです。中には酒に溺れる人も現れるかもしれません。

三つ目は「心」。落ち込みやイライラが出現したり、細かいことがやたらと気になりやすくなる人もいます。

これらの症状が出るのは、緊張を正しく処理していないからです。正しく処理をするというのは「十分に睡眠をとって休んだり、しっかり泣いたりすること」さらに「愚痴をしっかりこぼす」ことだとすでにお話ししてきました。

もう一つ、緊張を正しく処理するにあたって大切なことがあります。それは**自分が今どういう気持ちでいるか、その気持ちを表す言葉は何なのかをしっかり探しあてる**ことです。「今、○○が不安だ」「とても怒っているんだ」「惨めだ」「寂しい気持ちになっているんだ」……このように自分の気持ちの状態にあてはまる言葉を正確に探しあてると、自分の中に湧き起っている得体の知れないモヤモヤは形を得ていき、気持ちは安定してきます。

もし自分が得体の知れない気持ちにとらわれて、いったい何が不安なのかわからない場合でも、せめて「何が不安なのか正確にはわからないけど、自分の心は今、不安になっている」という言葉をあてはめればいいと思います。

こうやって言葉をもたない気持ちが、言葉という形を得ていけば、体や行動、そして心の問題は出現しにくくなるのです。

さらにもし可能ならば、それを誰かに言葉で伝える。そうすれば、周囲からの助けや労いも与えられるわけですから、ますますいい効果が得られると思います。

自分をあるがままに受け入れる

よく不登校の子どもの支援では「あるがまま（もしくはありのまま）の子どもを認めましょう」という言葉が使われます。

それを最初に聞いた時は、「きれいごと」「未熟な子どもが大人へと成長を遂げる中で、あるがままでいいわけがない」「あるがままでいいと言われ続けた子どもが、未熟なままで職場に現れたらたまったもんじゃない」などと私は思っていました。

ただ最近「あるがままの自分を認めましょう」というこの言葉も、そんなに悪くないなあと考えるようになりました。

それはこの言葉が、うまくいかない状況に追い込まれる中で、自分たちのあり方に自信をもてなくなった子どもや親たちに「今もそこには変わらずいいものがあるよ。それを探してごらん」と呼びかける言葉だからです。そして、その「見つけた〝いいもの〟をまずは大切にして慌てずに生きていこう」というメッセージとなるからです。

さらに、この言葉はある思想に基づいています。それは「きっとみんな欠点だらけだけど、そんな欠点も含めて人間っていいもんだ」という思想です。

私は「自分の欠点を自ら認めて、そんな自分を慈しみながら受け入れる」ことと「欠点を克服しようと考える」ことは、きっと両立できる考え方だろうなあと思います。

ストレスに強くなるという観点からも、この考え方は有用です。今の自分の**うまくいっていないところばかりに目を向けるのではなく、自分に何が残されているのか、強みは何なのかを日頃からしっかり把握しておきましょう。**

不安をあるがままに受け入れる

精神科医として仕事をしていると、さまざまな不安にとらわれて苦しんでいる人に出会います。社交不安症の人は人前でちゃんと振る舞えるか、病気不安症の人は自分が病気ではないか、不眠症の人は今晩もまた眠れないのではないか、といった具合です。

彼らは自分の不安を振り払う作業に、その生活のかなりの時間を費やしています。人前でちゃんと振る舞えるかが気になる社交不安症の人は、他人を避けて自宅に閉じこもる。病気ではないかと不安になる病気不安症の人は、いい病院があると聞くと次々に病院を変えて検査に次ぐ検査。不眠症の人は、眠るために枕を変え、薬を変え、一晩中時計とにらめっこする。

しかし、そのように不安を拭い去ろう、症状をなくそうともがけばもがくほど、事態は悪化します。他人を避ければ避けるほど、他人が怖くなる。病院を変えて検査を受ければ受けるほど、病気が怖くなる。寝ようとすればするほど、眠れなくなる。得てしてそういうものです。

患者さんに限らず、人は誰しもさまざまな不安にとらわれて、その不安を振り払うためにもがいています。残念ながら、私たちの抱く不安とは、天気と同じように自分でコントロールできるものではありません。持って生まれた体質や過去の経験などによって、不安の湧き上がり方には個人差がありますが、どんな人でも不安になる時には不安になるのです。

そういう時に**不安を打ち消そうとする行動を必要以上にはとらず、不安になりやすい自分をそんなものだとあきらめて受け入れ、その不安を抱えたまま今日すべきことを行う**のがストレスに強くなれる生活術です。

人が怖い人は、失敗はするかもしれないけれど、人の中に出ていく。病気が不安な人は、必要最低限の検査を済ましたら、病気がなかったらしようと考えていることを実行に移す。眠れない人は、無理に眠ろうとせず、いつかは眠るだろうと考えてあきらめる。幸いなことに、不安は〝かまってちゃん〟と同じで、注目せずに放置したまま時間が経つと、自然に落ち着いてくるという性質をもちますから、このような態度をとると症状は改善しやすくなります。

よく考えてみると、強い不安にとらわれる人は、それだけきちんと生きたいという気持ちが強いわけです。だからそのきちんと生きたいという気持ちを満たすために、不安を抱えたままであっても、思い切って目の前の仕事や生活に身を投じてきちんと生きるという目的を達成していく、すなわち不安と建設的な生き方との両立を目指すという姿勢が有効なのです。

生活の中に日課をもつ

不安を抱えたままでも今日すべきことをするということを実行に移しやすくするためには〝日課〟があると便利です。要するに「今日すべきこと」を最初から明確にしておくということです。

現代社会は、一〇〇年前に比べると家事に時間がとられなくなったと思います。水は汲みに行かなくても水道から出るし、お風呂もガスや電気でスイッチオンであっという間に沸きます。洗濯も全自動、裕福なご家庭ならば部屋も自動ロボット掃除機が勝手に掃除する時代です。「家事」、言い換えれば「生活するために最低限必要なこと」にかかる時間は昔よりグンと短くなったのです。

そうして生み出された空いた時間、これをどう使うかはなかなか難しい問題です。仕事をしたり、習い事をしたり、市民サークルやＰＴＡ活動に打ち込んだりと有効な使い道を見つけられたらいいのですが、私が出会う若者の中には、このあり余った時間をどう扱えばいいのかがわからなくなっている人がたくさんいます。そんな彼らはその空いた時間を使って、何度も何度も自分のあり方を振り返っては、不安に襲われたり、自分を責めて落ち込んだりしています。「空いた時間＝悩んだり落ち込んだりする時間」として使われるのです。

加えていえば、口うるさい家族を避けて、昼は部屋に閉じこもり夜に起き出す生活を重ねる中で昼夜逆転してしまえば、サーカディアンリズム（体内時計）も不安定になり、自律神経の安定も損なわれますから、体調だって悪くなります。さらにひきこもる時間が長引けば、勉強にもついていけなくなるし、就職にも響くでしょう。

彼らはよく「今日は気分がすぐれないから、気分がよくなったら外出するよ」「不安だから、不安がなくなったら仕事探すよ」と言うのですが、その日の体調に合わせてただじっとしていても、あまり彼らの気分はよくならないし、不安も減りません（ちなみに「脳機能的な問題によって発生した本物のうつ病や双極性障害（＝躁うつ病）によって引き起こされたうつ状態」はきちんと休まないとダメですので、それは別だと考えてください）。

大切なのは、不安は不安のままに認めて、その日の日課を定めることで思い悩む空いた時間を減らし、日課を一つひとつこなしていくことです。

もちろんあまりにハードな日課をもつ人は、実行可能な日課に修正する必要があるのは言うまでもありませんし、具合が悪い時には予定した日課をこなせないかもしれません。しかし、少しでも決めた日課に沿って日々を過ごしていくと、案外不安は減っていきます。

生活の中に適度な日課を揺らぎなくもつことは、ストレスに強くなれる生活術なのだと知っておきましょう。

"自分の型"をもつ

大切なのは、日課をもつことだけではありません。他にも大切なものがあります。それは「自分なりの型」です。言い換えると「習慣」「身なり」「外見」になります。いろいろな宗教において、それぞれ言うことは変わりますが、「型」は重視されています。

たとえば、禅宗の一つである曹洞宗では「悟りを目指して坐禅をするのではなく、坐禅の姿そのものが悟り」と教えて、坐禅をする際には「心を無にして黙々と坐る」ことが推奨されます。

浄土宗においては「私たちにははかり知ることができない仏様に帰依します」という意味である「南無阿弥陀仏」と念仏を唱えますが、唱える際にはその言葉の意味を考えるのではなく、ひたすら一心に唱えればいいそうです。

キリスト教においても「主の祈り」という決まった祈りの型があり、さらに祈りの最後は「本当に」とか「同意します」といった意味である「アーメン」という決まり文句で結びます。そして毎週日曜日の礼拝も、次は讃美歌、次は聖書を読むなど決まった形で執り行われます。

神道において参拝する際には、一般的には「二礼二拍手一礼」するという手順が決まっています。

そもそも宗教には日々の苦しい生活の中で悟りや心の平安を得るという機能がありますが、東洋・西洋を問わずにいろんな宗教において、一定の〝型〟に身を任せることが重視されているという共通点があることがおわかりいただけると思います。

見た目にも型があって、仏教では数珠をもち、カトリックではロザリオをもちます。お坊さまは袈裟を着ますし、神主は大幣《おおぬさ》（大麻）を手にします。

さらに、お葬式といった最も悲しい時間を過ごす際には、やはり各宗教の決まった手順に沿って執り行われるのも、苦しい時間を型に沿って過ごすことが気持ちを整えるために有効であることを昔の人が体験的に知っていたからだろうなと思います。

ストレスが大きい時につらい気持ちに襲われるのは当たり前です。心の中に湧き起こるその気持ちを押し殺す必要はありません。**その湧き起こる気持ちはそのままに味わいながらも、見た目や姿勢だけは保ち、苦しい時に自らを支える祈りや念仏に代表されるような習慣をもって過ごすこと。**これがストレスに強くなれる生活術なのです。

目の前のことに打ち込む

夜に眠ろうとした際に、昼間はまったく聞こえない枕元の時計の音が急に気になり始めてうるさくて眠れなくなった経験はありませんか？　時計の音に限らず、昔は古いホテルだと、冷蔵庫のブーンという低音が気になることもありました。

さらにいうと、美容院や床屋で髪を洗ってもらう時に「かゆいところはありませんか？」と聞かれると、なんだか頭のあちこちがかゆくなったり、ステージに立つ前に「トイレに行きたい人がいたら今のうちに行っておいて」などと言うと、子どもたちが一斉にトイレに行くなんてこともあります。

このように人間は一度ある感覚に対して注意を向けると、その感覚が鋭敏になって、どんどん気になってしまうという現象が起こります。これは体の感覚だけではなく、不安に関しても同じことがいえます。たとえば、人前に立った際に手が震えた経験などは誰でもあるのですが、不安になりやすい人はそのことを恥ずかしいと思ったり、震えないようにしなければと余計なことを考えたりします。そうなると自律神経はさらに緊張状態になってしまいますから、手は何倍もひどく震えてしまうのです。

大切なのは、少々の不安なことに関しては、関心を向けずほったらかすことです。

もちろん、何もせずに布団の中でクヨクヨしていたのでは、一度気になった考えは頭の中から離れていきません。脳機能的な疾患である本物のうつ病や双極性障害（躁うつ病）のうつ状態がひどい時は除きますけれども、不安なことを抱えながらも自分なりに積極的に手足を動かして活動することこそ大切なのです。

「日課をもつこと」や「自分なりの習慣をもつこと」の大切さを先にお話ししましたが、日課や習慣をもっておくと暇な時間が減って、不安なことにとらわれてクヨクヨする時間が減りやすくなります。

そして、**今日、目の前に現れたすべきことに専念するという姿勢を持ち続けていくこと**

こそ、不安を減らしストレスに強くなれる生活術なのだと知っておきましょう。

よく他人に相談した際に「気にするな」というアドバイスを受けると思います。そのアドバイスの内容自体が間違っているかといえば、実はそんなに間違っていません。もちろんいくら正しくても「気になって仕方がないのを〝気にするな〟なんて無理なことを言うな」と反発したくなりますし、「気にするな」と言われると悩んでいることを軽くバカにされた気がしますから、アドバイスとしてはイマイチです。

「気になるよな。ただしそこに注意を向けると逆に不安が高まるから、今は無理に不安を解消しようとかせずに、こういう感じで過ごしてみよう。一緒に○○してみよう」というアプローチのほうがいいと思います。

ほどよい働き者でいる

近年、「働き方改革」が政策として推奨されるようになりました。働きすぎて、睡眠を極限まで削って「過労死」なんていう形になれば、それはもちろん問題ですし、適度な息抜きが必要なのは間違いありません。しかし、ただゆっくりと息抜きをし続ける生き方がストレスに強くなれる生き方かといえば、それは違います。

何もせずに布団の中でクヨクヨするのは、逆に不安を高めるあり方であること、そして、不安なことを抱えながらも自分なりに積極的に手足を動かして活動することこそ、ストレスに強くなれるあり方だとお話ししたとおり、何もせずにゆっくりした時間ばかりになってしまっても人間は考え込んでしまい、苦しさにとらわれやすくなります。

そう考えると〝**ほどよい働き者でいる**〟**ことは、悩みにとらわれにくいあり方であり、ストレスに強くなれる生活スタイル**だといえるのです。

近年、うつ状態に陥る若者が増加していることが社会問題化しています。私は、目の前に現れる日々の事柄に謙虚に打ち込む作業がおろそかになり、不安な出来事に出くわした際に、気分のままに休み、その何をするでもないあり余る時間の中で、答えの出ようもないことを考えることで、逆に不安や抑うつを高めてしまっていることが一因だと思います。やはり休みを上手に織り交ぜつつも、時にはほどほどに無理もしながら働くほうがいいのです。

そういえば昔ＮＨＫの「みんなのうた」に『南の島のハメハメハ大王』という歌がありました。『この木なんの木』『やめられない　とまらない』などを作詞した伊藤アキラさんが詞を書いて、和田アキ子さんの『あの鐘を鳴らすのはあなた』を作曲した森田公一さんが曲をつけています。歌の中でハメハメハ大王の子どもたちは、天気がちょっとでも悪いと、たいした悪天候でもないのに学校に遅刻したり欠席したりします。この、その日の天気に任せたスタイルでは思春期以降は不安を高めがちになるでしょう。

やはり、ほどよく働き、ほどよく休むといったバランスを保つことが必要なのです。

第5章　効果的でないストレス対処法

苦しいことを避け続ける

　ここからは一転して、世間で広く行われていたり、有効だと思われているストレス対処法の中で、実際には効果が乏しかったり、逆に有害だったりする方法についてお話ししていきましょう。

　今日の日本でストレス対処法を考える時には、苦しかったら無理をせずに、困難なことを避けて、休みましょうという風潮が目立つように思います。

　実際、私の精神科外来には、上京して就職したもののうまくいかず、具合が悪くなって出勤できなくなり、実家に戻って自宅療養するように会社から勧められて来院する若者が数多くいます。
彼らの大半は、落ち込んだ様子にみえますが、脳の病気としてのうつ病に陥っている方は稀です。たいていは、生活の大きな変化に戸惑ったり、睡眠不足な日々が続いていたり、彼らの未熟なスキルでは職場から与えられた課題を乗り越えられなくなっていたり、新たな人間関係を上手にこなせなくなったりした結果、落ち込んでいるのです。その今の状況が彼らにとって、とても苦しいことは間違いありません。

彼らは職場近くのクリニックで「地元でゆっくり休みなさい」というアドバイスを受けているのですが、この「ゆっくり休みなさい」というアドバイスは結構曲者です。それは、その指示を守って布団の中でゴロゴロしていても彼らの苦しみはなかなか減らないからです。

考えてみれば当たり前です。ゴロゴロしていても、彼らの社会人としての能力も、職場の人間関係を上手にこなす力も上達しないのですから。加えていうと、ベッドの中でひとり考えるうちに「今後の自分がどうやって生きていけばいいのか」「自分は社会から受け入れられるだろうか」という不安は増していきます。さらにいつもベッドにいると昼夜は逆転し、体内時計は崩れ、ますます体調が悪化することすらあります。

もちろん脳機能的な障害に基づく重症うつ病を発病していたら、十分な休養が必要です。

さらに自律神経失調症状が顕著だったり、睡眠不足が続いていたりしたならば、初期はたっぷり休まなければいけません。しかし、その後は可能な限り早く、自分なりの日課を作り、規則正しい生活に戻す必要があります。もし東京に戻るのならば、自分がうまくいかなかったのはどこが問題だったのか、生活だったのか、考え方だったのか、あれこれ検証して、そこを改善するための工夫を重ねる作業にゆっくり、しかし着実に取り組み始めないといけません。さらに職場に戻るのか、戻らないのかを腹を据えて決めなければならないのです。求められるのは「ゆっくり休む」という言葉のイメージからは結構かけ離れた態度です。

現実と折り合いをつけながら生きるというテーマからは、生きている限り逃げられません。**苦しいことを避け続けることは不可能**なのです。

ただ我慢する

さて、次は建築に関する豆知識からお話ししましょう。地震が多い日本では、地震に強い家づくりが求められます。

地震に強い建物を作る際には三つの工法があります。

一つ目が「耐震工法」。これは大半の住宅に採用されています。壁や柱を強化したり、壁に「筋かい」を入れたりして、とにかく建築物を「堅く作る」工法です。

二つ目が「制震工法」。これは建物の内部に重りやダンパーといった「制震部材」を組み込んで、地震の揺れを吸収する構造で、高層ビルなどに用いられるそうです。まあ揺れに粘り強く抵抗できる家といえばいいでしょうか。

三つ目は「免震工法」。この工法では、建物と基礎との間に「免震装置」を設置して、簡単にいえば地盤と建物を切り離すことで、建物に地面の揺れを直接伝えないようにします。他の二つの工法とはまったく考え方が異なり、揺れを上手に受け流す建物を作るという工法です。最も建物自体の破損が少なく、揺れも少ないという効果があります。コストがかかること、縦揺れタイプの地震には効果が乏しいこと、台風には弱いなどの弱点もあるそうです。

そして高層の建物を作る際は、これらの工法を組み合わせて地震に強い建物を作るのだそうです。

この三つの工法の中で最も建物本体が壊れやすいのは、堅く頑丈に作る耐震構造の家です。この構造の場合、揺れをそのまま建物が受け止めますから、想定外の大地震が発生した場合や、繰り返して中規模の地震に見舞われた際には、耐震基準を満たしていても、倒壊までは免れたとしても建物はある程度壊れます。

さて、本題のストレスの話をいたしましょう。地震の揺れをそのまま受け止める耐震構造の家が、揺れを受け流す免震構造の家よりも壊れやすいのと同様に、**ストレスに対して真正面からがっしりと受け止めて我慢し続けるのは壊れやすい方法**です。

もちろん中には体質的・遺伝的に自律神経が不安になりにくい「我慢強い人」「丈夫な人」もいるでしょう。しかしいくらそういう人でも、ストレスに対して際限なくもちこたえることができるわけではありません。日々押し寄せるストレスに向かい合っていく際には、ストレスをがっちり受け止めるだけではなく、上手にストレスを受け流す技術を高めたほうがいいのです。

サンドバッグを叩く

前に適度な運動は血行を改善し、緊張した筋肉をほぐし、不安感や気分の落ち込みを軽減すること、そしてこれらの効果を得るためには、体があたたまり、少し汗ばむ程度の軽い運動が望ましいとお話ししました。ストレス対処には運動がよいといった話をすると、だから運動部で激しい練習をこなしてきた生徒はストレスに強いのだと思う人がいるのかもしれません。確かに運動部出身の人の中には、集団内で協調性を保ち、テキパキと働く人も少なくないと思います。しかし、運動部でこなす激しい運動がストレス対処法として有効だと考えてはいけません。

一般的には三〇分を超える**長時間の運動や強度の高い運動は、交感神経の過剰な緊張を引き起こします。軽い運動と異なり、激しい運動は運動自体がストレス因子になりうる**のです。

昔、野球の野村克也元監督が「スポーツは体に悪い」とテレビ番組で話しているのを観たことがあります。怪我だって増えるし、病院通いも多くなるとなかば冗談のように話していたのですが、これはそう間違っていません。たとえば、過度な運動をしている少年は、適度な運動をしている少年に比べて上気道の感染症にかかりやすく、それは運動をまったくしていない少年と同程度だったとか、プロスポーツ選手はアマチュアに比べて寿命が短く、トレーニング強度が大きいほど寿命が縮まるというデータもあるそうです。まさに「過ぎたるは及ばざるが如し」です。

よく「ストレスがたまっていたら、サンドバッグを叩けばいいさ」などと言う人がいますが、当然これも逆効果です。いったんは殴ったあとに興奮して爽快感が得られるかもしれませんが、その興奮が醒めたあとにはよりストレスの高まった状態の体が残ります。

これと同じ仕組みで、友人たちとカラオケボックスでシャウトし、マイクを両手で抱えたまま飛び跳ね続けるのも、ストレス対処法としては効果的ではありませんので、ご注意ください。せめて静かにひとりカラオケで八代亜紀さんの『舟唄』をつぶやく程度にしてはいかがでしょうか。

八つ当たりする

昔聞いた漫談家の綾小路きみまろさんのネタに、こんな話がありました。

社長は社員をいじめ、社員は家に帰って妻をいじめ、妻は子どもをいじめ、子どもは飼っている犬をいじめ、犬は猫をいじめ、猫はネズミをいじめ、そしてネズミは社長の背広をかじるのです、というネタです。記憶はあいまいなのですが、だいたいこんな感じだったと思います。

この漫談の登場人物は、いじめられても自分をいじめた相手は強すぎるので戦うことができません。それで自分より弱い立場の相手にどんどん八つ当たりをして、それが連鎖していくという話です。

心理学によると、この八つ当たりは「置き換え」と呼ばれる「防衛機制」の一種です。

防衛機制とは、不安や葛藤などから自分の心を守ろうとして働く心の仕組みのことをいいます。そして置き換えとは、相手に抱いた気持ちを直接その相手に向けるのではなく、気持ちを向けやすい別の相手に向けたりぶつけたりするものです。この置き換えは頻繁にみられます。思春期の子どもの親に対する「反抗」、家庭でうまくいかない子どもが学校で行う「いじめ」、職場でうまくいかなくなった夫が妻を殴る「ＤＶ（ドメスティック・バイオレンス）」などもこの置き換え、すなわち八つ当たりです。

しかし八つ当たりは、当然ですが、ストレス対処法としては望ましくありません。たとえば、会社でつらい状況が続いているからと妻に八つ当たりばかりしていたら、会社の中だけでなく、家庭の中までギスギスしてしまいます。場合によっては、離婚に発展するかもしれません。要するに、**八つ当たりすると問題が拡大してしまう**のです。さらに本当の問題は別にあることを心の奥底ではどこかで気がついていますから、八つ当たりしてしまう自分のことが惨めになって、自分がいやになりかねません。

やはり綾小路きみまろさんの漫談であれば、社長が社員をいじめた際に、社員は覚悟を決めて社長に意見しなければならないのです。そしてそうしておけば、社長のスーツもきっと無事だったのです。

酒を飲む

ストレス解消法といえば、世のお父さん方が真っ先に挙げるのは「酒を飲む」かもしれません。確かに少量のお酒を口にすると、気持ちがリラックスします。そして、気が大きくなるので、日頃言えないようなことも言い合うことができて、コミュニケーションを円滑にする効果も絶大です。だからといって、**ストレス解消には酒が一番と考えるのは危ない考え方**です。

お酒に含まれるアルコールは、大麻（マリファナ）、アヘン（ヘロイン、モルヒネ）、シンナーなどと同様に「抑制系精神作用物質」といわれる薬物に分類されます。これは理性を司る前頭葉の働きを抑制するタイプの薬物、つまり「理性のタガを緩めるクスリ」です。「理性のタガを緩める」のですから、楽しい気分の時に飲めばより楽しくなるのですが、心の中に押し殺した怒りを抱えている時に飲めば我慢ができなくなって実際に怒り出してしまうかもしれません。死にたいくらいに落ち込んだ時に飲めば、自ら死を選んでしまうなんてことにもなりかねないわけです。

昭和の歌姫・美空ひばりさんの名曲『悲しい酒』でも歌われるように、酒は胸の悩みも消さないし、悲しい時に酔えば、さらに悲しくなるわけです。

加えていうと、いくら楽しい酒であっても一般にアルコールが体から抜ける過程では不安感が高まるといわれています。二日酔いならなおさらでしょう。さらに、アルコール自体にうつ状態を誘発する作用があるとも近年ではいわれています。

ストレスを軽減するためには良質の眠りが欠かせないのですが、その観点からもお酒には問題があります。お酒を飲むと、寝つきはよくなるのですが、残念なことに深い眠りが得られなくなります。さらに睡眠時間も短くなるため、疲れがとれにくくなるのです。

しかもやっかいなことに、昔から「酒は鍛えれば強くなる」といわれてきたように、お酒を飲み慣れてくると、だんだん同じ量では酔えなくなってきます。これは「耐性」といわれる現象なのですが、実はお酒を体の外に出すスピードが速くなっているわけではありません。ただ単に酔った感覚を得るためにたくさんのアルコールが必要になっているだけです。もしストレスを振り払うために同じレベルの酔いの感覚を得たければ、さらに多量のお酒が必要となるわけです。そうなると一日中体の中のアルコールが抜け切れないままになり、そんな生活を長期間続ければ、最後はアルコール依存症にもなりかねません。

結局、お酒を飲むというのはストレス対処法としてはお勧めできないあり方なのです。

何かにハマる

私たちは、酒に限らず、苦しい時に何かに逃げたり、問題と関係ないことに「ハマる」ことで苦しさをごまかしがちです。特にインターネットゲーム・ギャンブル・買い物・無分別なセックス・過食といったある種の行動にハマる人は数多くいます。

これらの行動に共通することは、まずはその行動によって一定の満足や解放感が得られるということです。今まで苛まれてきた「不安感」「無力感」「閉塞感」はその行動をとっている間は減りますし、心の奥底に押しこめてきた口に出せない怒りは紛れます。ですから、これらの行動をあくまでも一時的な気晴らしとして行うのであれば、何の問題もありません。

問題になるのは、これらの行動によって得られる満足や解放感を手放せなくなって、ひたすらハマってしまうことです。たとえばちょっと遊ぶ分にはギャンブルも面白いものですが、それにハマって、借金を重ねて、田畑を売り、ついには借金のカタに妻や娘も身売りして「あんたあ〜」「おまえ〜」なんて羽目になっちゃ、「おしめえよ」なわけです。

このように、最初は意味があったけれども、もはや自分にとって有害になってしまい、それなのに自分でも止められなくなってしまった行動を「嗜癖行動」といいます。

一度、この嗜癖行動が身についてしまうと、そこから脱するにはなかなか苦労します。不安なことがあると、ついついなじみの嗜癖行動に逃げ込みたくなるからです。

高校生活がうまくいかなくなってゲームにひたすらハマって、不登校から退学、さらにゲームにハマって数年が経過しましたなんてことになると、現実的にその人の行く手を遮る社会的な〝壁〟は高くなってしまいます。昔は自分と同じ立ち位置にいたはずの同級生が学歴や技能を獲得して、社会の中ですでに活躍しているという事実は彼らを打ちのめし、焦りを強めます。履歴書にポッカリと空いた空白期間も就職には大きなハンディとなります。

何かにハマって、現実に直面しないまま、時間を費やし続けるのは、現実的な問題の解決を遅らせて、問題をこじれさせます。やはりストレスに向かい合うために最も有効なのは、気になっていることにきちんを向かい合い、現実的な解決を図ることなのです。

カルシウムを摂る

昔、親から「あんたはイライラしやすいから、カルシウムを摂りなさい」と言われた方はいませんか？

特に思春期で親に反抗ばかりしていた時期には、弁当のご飯の上に小魚のふりかけばかりかけられてしまった人もいるかもしれません。そしてそれを見て、なんだか昨日の夜に反抗したから、母親があてつけとしてかけたなと感じて、さらにイライラした経験をもつ人もいるかもしれません。

よく「カルシウム不足はイライラを引き起こす」と巷では言われているのですが、実際はどうでしょう。

血液中のカルシウムが少なくなった状態を低カルシウム血症といいます。カルシウムが不足すると神経伝達がスムーズにいかなくなりますから、低カルシウム血症はテタニー（手足や口周りの筋肉のけいれん）や手足のしびれなどを引き起こします。ひどくなると全身性のけいれんが起こることもあります。これらが主症状です。

一方、心の問題に目を向けると、気分の落ち込みが出ることも確かにあります。「おお、低カルシウム血症が起こると気分が落ち込むんだから、やっぱりカルシウムは心の安定に必要なんだ！　カルシウムを摂ろう！」と考える方は多いかもしれません。しかし、事はそう単純ではありません。

通常、カルシウムは、体格にもよりますが、成人で約一kg体内に存在します。ただ、その大半は骨と歯に存在し、血中に流れるカルシウムはせいぜい一g程度です。そして、もし食事にカルシウムが不足して、血中カルシウム濃度が下がりそうな時には、カルシウムの貯蔵庫である骨から溶け出して血中濃度は保たれます。ですから、**食事によるカルシウム不足では、そんなに簡単に低カルシウム血症にはならない**のです。

ちなみに、低カルシウム血症の主な原因は副甲状腺機能低下症というホルモンの病気や慢性腎不全、ビタミンD欠乏症などです。単純なカルシウム不足というわけではありません。

一応付け加えておきますと、日本の水は軟水でカルシウムの含有率が低いので、日本で育った野菜のカルシウム分は硬水のヨーロッパで育った野菜に比べて少ないそうです。さらにカルシウムを摂るのに最も有効な乳製品も、欧米ほどには食べる習慣がありませんから、日本人はカルシウムが不足しがちです。しかも、みなさんがせっせと行っているダイエットもカルシウム不足につながります。カルシウム不足が続けば、骨からカルシウムが多く溶け出し、やがては骨粗鬆症《こつそしょうしょう》を引き起こしかねませんから、カルシウムを摂ることはやはり大切です。

ただ、ストレスがたまっている時にカルシウムを摂ればいいというのは正しくないことは知っておきましょう。

第6章　自分を追いつめない考え方

自分の存在と行動を分ける

ここからは、自分を追いつめないための考え方についてお話ししていきます。

生きていく中で私たちは数多くの失敗をします。そんな時に私たちはつい考えます。

「自分って、なんてダメなんだろう」

「俺が悪い」

自分自身のあり方を責め、自分自身の情けなさに私たちは悲しくなったり、落ち込んだりします。

しかし、ちょっと待ってください。仮にあなたが責任を取らなければならないような失敗をしたとしても、ダメなのは〝あなた〟なのでしょうか？　いいえ、違います。

では、何が問題だったのでしょうか？

そうです、**ダメだったのは〝あなた〟ではなく、その時のあなたの「判断」や「行動」。あなたのとった「振る舞い」**が問題だったのです。

逆にいうならば、ダメなことを引き起こした責任を痛感して、謝罪し、反省しているあなた、そして同じ失敗をしないようにしようと考えているあなたは実に誠実だと思います。ダメなんかじゃない。人のあり方としてはとてもいいのです。

自分自身の存在をダメと責めると、落ち込んでしまってその物事の解決に向かい合いにくくなります。だからこそ「自分の存在」と「自分の行動」を分けたほうがいいのです。

過去と未来を分ける

私は大村共立病院だけでなくて、児童心理治療施設「大村椿の森学園」でも診察しています。この施設にはいろいろな心理的な問題を抱えた子どもが数多く入所していますが、その中には過去に虐待を受けた子どもも数多くいます。彼らには共通している口グセがあります。

それは「どうせ」です。

「どうせうまくいかない」「どうせ失敗する」「どうせ見捨てられる」「どうせ……」「どうせ……」

彼らは未来になかなか期待を持つことができません。なんで期待できないのかというと、今までにあまりいいことがなかったからです。今までもあまりいいことはなかった、だから未来だってどうせいいことなんかないんだ、と彼らは考えがちです。

しかし冷静な第三者から見てみれば、**過去にうまくいかなかったからといって、これからどうなるかなんて誰にもわからない**のです。うまくいかない可能性は低くないかもしれないけれど、うまくいく可能性だって十分あるのです。

それに「うまくいかないだろう、だから頑張っても無駄」と投げ出して、今を懸命に生きることをやめてしまえば、実際に未来がうまくいかなくなる確率だって上がってしまいます。

やはり大切なのは、つい「どうせ」と感じてしまうかもしれないけれど、今までと未来を分けて考えることなのだと思います。

過度な一般化は止める

最初にいくつか例を挙げてみましょう。

例1：大好きだった彼が実は二股をかけていたと判明して、フラれてしまったA子さん。A子さんは考えました。「もう男なんか信じられない！」「男なんてみんな同じ！」そして、A子さんは交際に臆病になってしまいました。

例2：熱心に応援していたある代議士さんが、汚職で捕まったと聞いたB三郎さん。「政治家なんてやっぱりみんな同じじゃ、もう政治には期待せんぞ」そして、B三郎さんは選挙に行かなくなってしまいました。

二つの例には共通点があります。それは「あるたった一つの事柄を、社会全体に共通する普遍的な事柄だと考えてしまっている」こと。それは極端な考え方です。

男性の中にも誠実な人だっていますし、政治家の中にも清廉潔白な人柄の持ち主はいます。ですから二股をかけられたA子さんであれば「男なんか信じられない」ではなくて、「中には二股をかける不誠実な男もいる」ととらえて、今までより客観的な観察眼を駆使して、さらなる恋愛マスターへの道をまい進すればいい。

信頼していた代議士が汚職で捕まったB三郎さんも、「私腹を肥やす政治家もいるから気をつけよう」と考えて、新たに別の政治家を応援して「日本をよりよい方向に導ける人に一票を投じ続けよう」と考えるのが、日本の未来に対して責任ある大人の姿勢となるでしょう。

ちなみに余談ですが、A子さんが、何が何でも「男なんて信じられない」という仮説を実証したければ、統計学的に信頼できるサンプル数（四〇〇人くらいでしょうか？）の男性と付き合って、「不誠実な男性と交際してしまう確率は〇〇％」とでも出すしかないでしょうね。

いずれにしても**たった一つの出来事を、普遍的な社会全体のあり方に置き換えて考えないように**しましょう。「〇〇の場合もある」ととらえましょう。

ほどほどでいい

自分を追いつめる考え方の代表として「全か無か思考」という考え方があります。英語では all-or-nothing thinking といいます。これはわかりやすくいうと「物事は白か黒か」「一〇〇点取れなかったらすべて〇点」という考え方です。

この考え方が強まると、たいへん生きづらくなります。

たとえば、自分が作った資料にわずかでも誤字が見つかったら、その内容がどれだけ優れていると他人から褒められても満足できなくなる。学年テストで一〇番以内の成績を収めたのに、一番でなければ意味がないと感じる。甲子園で県代表になっても、全国優勝でなければ惨めになる。さらに就活で一度でも失敗しようものならば「もうおしまいだ！俺の人生終わった！」と絶望してしまうかもしれません。

しかし現実世界において、〝完璧〟ということはめったに存在しません。もし成功することがあったとしても〝大成功〟は稀であり、たいていは〝中成功〟や〝小成功〟です。

ですから all-or-nothing で物事をいつも考えていると、ほとんど満足は得られず、永遠に憂うつで、自信のもてない状況に追い込まれてしまうのです。さらにいうならば、all-

or-nothingで考えがちな人は、他人のこともallもしくはnothingでとらえがちになります。簡単にいうと、他人を「素晴らしい人」か「ダメな人」のどちらかだととらえがちになるのです。そうなると「あの人、すごい」と思っていたのに、何か少しでも相手のいやなところを見つけると一気に「あいつはダメ」ととらえがちになります。それでは対人関係もうまくいきにくくなるでしょう。

やはり「一〇〇点でなくてもいい」「中成功なら満足」「ほどほどでいい」と考えたほうがいいでしょう。

いい思い出探しをする

気持ちが追いつめられた際には、自分の頭の中には「いやなこと」や「つらかった思い出」ばかりが浮かび上がってきます。「今までの人生の中にはいい思い出なんて一つもない」という気持ちにだってなるかもしれません。

特に「死にたいな」などと感じるほどつらいことがあった際には、このような状態になりがちです。これはいわば、心に「除去フィルター」がかかっているかのような状態だといえるしょう。換気扇などのフィルターは悪いものを取り除いてくれるのですが、このフィルターはまったく逆。いい思い出ばかりを除去するフィルターなのです。だからこそ、心の中からはいい思い出が取り除かれて、心が真っ黒になるのです。

だからこそフィルターがかかって、悪い思い出しか心に湧かなくなった際には、理性を懸命に使って「うまくやれた記憶や楽しかった思い出を探す」作業が必要なのです。

冷静に考えれば、生きてきた歴史の中には、悪いことだけでなく、ささやかだったかもしれないけれどいいこともあったはず。つらい生い立ちをもつ人に話を聞いても、親切な人に出会った経験がまったくゼロという人はめったにいません。

つらくてとても悲しい時は、少しだけ立ち止まって、ぜひ「いい思い出探し」をしてみてください。

自分にやさしく、他人に厳しく考える

人間はそれぞれ「いいところ（長所）」と「悪いところ（短所）」があります。しかし自分に自信がなくなってくると、自分の長所に目が向かなくなって、自分の短所ばかりが大きく見えてくるものです。

そして自分が失敗した時には、その失敗を必要以上に大きく考え、逆に自分の成功した

ことはあまり評価できなくなってしまうのです。

人によってはいいことをいいと評価できないだけではなく、いいことなのに、わざわざそこから悪いことを探し出してしまうような人もいます。

そういう人は、仕事で苦労して成果を上げても「うまくいったのは偶然に過ぎない」「こんなのは誰だってできることなのに、こんなに苦労するとは自分はなんて能力が低いんだろう」などと考えがちです。さらにエスカレートすると、たとえばバスで体の不自由な高齢の方に座席を譲っても「私はいい人ぶってるだけだ」と自己嫌悪してしまうのです。

このように自分の長所を小さく考えて短所を大きく考える人は、実は他人に対してはまったく逆のパターンで考えがちです。

彼らは自分が失敗をしたら「失敗ばかりする私は無能でダメな人間だ」と考えるのに、他人が失敗をして落ち込んでいたら「そんな失敗はたいしたことないよ」と本気で励まします。そして「力になれない自分が悪い」と考えるのです。

要するに「自分に厳しく、他人には甘い」というパターンです。とっても謙虚だと言えなくもないのですが、いつもそればかりでは苦しくなってしまいます。

自分を追いつめないためには、**時には「自分にやさしく、他人に厳しく」という考え方も必要**なのだと知っておくといいと思います。

直感が正しいとは限らない

私たちが物事を考える時は「直感」や「第一印象」に頼る部分が少なからずあります。たくさん経験を積んだ人であれば、その直感や印象が正しいことも少なくないでしょう。ただし、本当に直感ばかりに頼って考えていいのでしょうか?

将棋棋士のひふみんこと加藤一二三九段がよく色紙に書く言葉に「直感精読」という言葉があります。この言葉は「将棋の次の一手を指す際には直感を大切にしましょう。ただしその手を指す前には、さらにその直感で浮かんだ手が本当に正しい手であるか、しっかり吟味しましょう」という意味です。

要するに、直感で思いついたことは正しいことも多いけれど、それが間違っていることだってあるから、しっかり裏づけをとっていこう、ということを加藤九段は言いたいのだろうと思います。

特に私たちが冷静さを失っている時に「直感」に頼るのはあまりよくありません。そこには「取り乱している自分の感情」が入り混じっているからです。そんなものを根拠にしてはいけないのです。

たとえば「あいつが言うことはまったく腹が立つ、だからあいつはひどいやつだ」と感じたとしましょう。でも実は、その人は誰よりもあなたのことを心配していて、周囲が言いにくいことを必死で伝えてくれているかもしれません。相手の言うことが的を射ているからこそ、痛いところを言いあてられて腹が立っているだけかもしれません。

さらに「俺はどうせダメだ」などという直感は、自信のなさをただ反映しているだけかもしれません。

自分の感情をあたかも真実を証明する根拠のように考えないようにしましょう。自分がそう感じたからといって、いつも正しいとは限らないのですから。

読心術はやめて、言葉で確かめよう

私が診察をする時に、こんなことを言う子どもが結構います。

「どうせ、頼んだってお母さんはダメって言うに決まっている」

「お父さんは絶対に許してくれない」

まあ、子どもの言うことも一理あって、昔似たようなことをその子どもが言った際に、きっと親はそんな反応をしたのだろうと思います。

ただ実際には「そう言わないで、もう一回頼んでみようよ」と背中を押して、再度子どもが伝えてみたら、案外すんなりと「わかった。いいよ」と受け入れてくれる親御さんは少なくないわけです。

そういった子どもたちが使っているのは、いわば〝読心術〟です。自分はお父さんやお母さんの考えがわかるので、確かめなくてもいいというわけです。

しかし、親の気持ちだって揺れ動いていますし、時間の経過とともに変わってくるものです。過去に親がそう考えていたからといって、今もそうとは限りません。

やはり読心術ではダメなのです。他人の考えはその人から話してもらわなければきちんとわかるものではありません。ましてや、断片的な行動や発言だけではわかるはずなどないのです。

「相手の考えがわかる」などとひとりで考えずに、本当のところはどうなのか、相手に言葉を用いて確かめる作業が欠かせないのです。

すべき、ではなくて、すき

自分を追いつめる考え方として、「すべき思考」とか「すべし思考」といわれるものがあります。これは「○○せねばならない」とか「△△でなければならない」という自分なりの基準にとらわれすぎてしまう思考パターンを指します。

このような考えにとらわれた人は〝いつであっても〟〝どこであっても〟「こうするべきだ」「こうするべきではない」と正解を一つに決めて、それ以外はすべて不正解と考えてしまいます。考え方の柔軟性が失われてしまうのです。

しかし、現実には理想どおりにはできないことがたくさんあります。実際の行動を「すべき」「すべきでない」の基準に合わせられないと、彼らは自己嫌悪に陥り、恥や罪の意識を感じます。

このすべき思考に支配されると、何事においても完璧や理想を目指してしまいますから、心や体は休まりません。この状態をたとえるならば、心の中に四六時中「口うるさい親や教師」がいるようなものです。なんとも息がつまることでしょう。

さらにいうならば、他人もたいていこの基準に合わせてなんか行動しません。他人は置かれた立場も状況も違いますから、行動基準だって変わるのです。

しかし「すべき思考」にとらわれた人は、自分の価値観に合わない他人の行動をにがにがしく感じます。場合によっては、相手に「自分に合わせろ」と強要したりするかもしれません。でも相手にしてみれば「なんでおまえに合わせなきゃいけないんだ」と感じるに決まっています。そんなことが続くと次第に煙たがられて、やがて相手は離れていきます。その後にいくら「あいつがおかしい」と強がってみても、結局そこには強い無力感だけが残るのです。

ですから**「○○すべき」の「すべき」から真ん中の「べ」をとって、「○○がすき」くらいに少し緩めに考えたらいかがでしょう。**物事には例外はたくさんあります。そんな**例外を許そう**と考えておくと楽だと思います。

自分にレッテルを貼らない

診察していて時々「自分への悪口名人」に出会います。自分は「最低」「ダメ人間」「落《らく》伍者《ごしゃ》」「人間のクズ」「母親失格」「生きる価値なし」……そこまで言わなくてもよさそうな罵詈雑言《ばりぞうごん》の速射砲。イメージとしては、自分の悪口を書いた呪詛のお札を自分にペタペタと貼りつけまくっている感じです。

そばで聞いていると、「ああ、この人は、今、自分に期待できない気持ちになっているのだろうな」「苦しいんだろうなあ」と思うのですが、これでは自分自身を追いつめてしまいます。

それは「最低」とか「ダメ人間」などという言葉自体がもつ力が、とてもよくないイメージを想起させて、現実の状況を「より、よくないイメージ」や「復活不能なイメージ」に染め上げてしまうからです。それでは現実の苦しい状況から立ち上がるエネルギーが湧いてきません。

やはり、悪いレッテルを自分自身に貼らないほうがいいのです。

「俺って最低な人間」→「俺にはまだ足りない部分がある／伸びしろがある」

「ダメ人間」→「いろいろ改善すべき点がある人間」

「母親失格」→「母親修行中」

このように**悪いイメージがまとわりついていない言葉に変えてみると、少しは印象も変わってきます。**必要以上に悪い言葉を使うのはやめましょう。

何でも自分と関連づけない

さて、ここである場面を思い浮かべてください。あなたは事務所に勤めています。

朝、事務所で準備をしていたら、同僚のA子さんが遅れて入ってきました。こちらが

「おはよう」と声をかけても知らんぷり。不機嫌そうな様子で、また事務所を出ていきました……。

こんな場面であなたならどう考えますか？

自分を追いつめやすい人はこう考えます。

「私、何かした？」「私、嫌われた？」

A子さんの不機嫌の原因を「私」と結びつけて、苦しい気持ちになってしまうのです。

確かにその可能性はゼロではないのかもしれません。しかし、実際にはいろいろなパターンがあります。

「朝からA子さんは夫とケンカしてイライラしている」

「A子さんの子どもが熱を出していて、仕事には来たけど気になって仕方がない」

「今日、やっかいな仕事があって、そのことで頭がいっぱい」

「単純に声をかけられたことに気づかなかった」

「お腹を壊していて、トイレに駆け込もうとしていた」

本当のところは、A子さんに確かめなければわかりっこありません。

それなのに「私、何かした？」「私、嫌われた？」と**物事の原因を何でも自分自身と関**

連づけて考えないようにしましょう。

自分の責任範囲を見極めよう

物事の原因を何でも自分自身と関連づけるというパターンには、さらに重症パターンがあります。それは何か起こった時に、単に自分自身に関連づけるのにはとどまらず、一歩進んで、うまくいかない周囲の状況の原因を自分の「責任」と考えてしまうというパターンです。

このパターンは幼い子どもには普通にみられます。「お父さん、お母さん、ケンカしないで。僕がいい子にするから」というのは、その典型的な例。自分が悪い子だから両親がケンカするんだ、自分こそがこの事態を引き起こしている張本人なんだ、というわけです。

このパターンは大人になっても結構多くみられます。「子どもが重い病気になったのは、母親である自分の責任だ」「夫が酒をやめないのは、妻である私がしっかりしないからだ」。このように本来はまったく責任などないのに、自分に責任があると考えるのが一つ目のパターン。

そして、二つ目は「いじめを防げなかったのは全部自分のせいだ」「甲子園で負けたのはすべて自分のせいだ」など、仮に少々の責任があったとしても、そこまでの重い責任はないのに、すべての責任をひとりで引き受けて、人一番自分のことを責めてしまうパターンです。

場合によっては周囲の人もそのパターンに陥って、実際には責任の取りようもない人を責めることがあることにも注意が必要です。

「いくら成人に達していても、子どもが犯罪に手を染めたのは親のせいだ。謝れ！」

「私生活のことではあっても、職員が悪いことをしたのは上司の管理が悪いからだ。謝れ！」

となっていないでしょうか？

ちなみに、まったくの逆パターンである「何でもあいつのせいだ」という責任転嫁ももちろん問題です。結局、どこまでが自分の責任範囲だったかを明確に見極める必要があるのです。

応用編1・相手と自分の責任範囲を分けよう

さあ問題です。

「A君がB君に悪口を言いました。そしたらB君がA君をボコボコに殴りました」

悪いのはどちらですか？

「どんなに腹が立っても殴ったほうが悪いから、悪いのはB君」「いやいや、先に相手を挑発したA君こそ悪い」「いやいやいや、ケンカは両成敗」……。

いろいろな考えがあるでしょうが、私は悪口を言ったという点はA君が悪くて、それに怒りを感じたことについてはB君は悪くない。ただし、その怒りを暴力という未熟な形で処理したという点に関してはB君が悪いと思います。

実際の社会には「連帯責任」というものがあったり、「法の裁き」はどちらかだけに課せられることがあることは確かです。このケースでも法の裁きは、法で禁止されている暴力をふるったB君に対して下るでしょう。

しかし、**日頃はきちんとどこまでが自分の責任であり、どこから相手の責任であるかを分けて考える習慣をつけましょう。**

そうすることで、自分の力ではどうにもならないことまで背負い込むことが減り、自分自身が今、改善すべき点が明確になるのです。

応用編2・〝今の自分〟と〝未来の自分〟の責任範囲を分けよう

私は大村共立病院で入院患者さんの治療にもあたっています。入院したばかりの患者さんの中には、入院したその日から、退院後の生活のことが気になって仕方がない人がいます。

「ねえ、先生、退院後はどうやって仕事に戻ればいいでしょうか」

入院初日なんだから、今はしばらくゆっくりして入院生活を続けるしかないのに、とにかく焦ってしまうわけです。最初から先のことばかり考えて焦り続けたままでは、心に負担がかかって回復が遅れてしまうでしょう。

そんな時に私は言います。

「仕事に復帰することはいったん棚上げして、今は今すべきことに専念しましょう。もちろん、仕事に復帰することは大切なテーマです。その点は復帰できるタイミングになったら、未来のあなたとしっかりお話しします。だから今は今の自分がすべきことに専念してください」

もちろん不安に駆られた患者さんは、一度そう言われたからといって、急に安心することなどできませんが、不安になるたびにこのことを繰り返し伝えていくのです。

いくら大切なことであっても、**時期がこないと今の自分にはどうしようもないことはたくさんあります。気にはなるでしょうが、今は今の自分がすべきことだけを責任をもって行ってください。**きっとその時になれば、それは未来の自分が一所懸命に考えるはずです。

未来の自分を信じて、今は今の自分ができることに専念したらいいのです。

応用編3・自分ができることとできないことを分けよう

近年、日本では大きな地震が繰り返し起こっています。

地震が少ない長崎で生活している私も、そのうち大きな地震があるかもしれないなあとなんだか気になります。中にはそのことが気になって気になって仕方がない人もいるかもしれません。

しかし私たち人間が地震を防止することなどできないわけです。できることといったら、個人であれば、備蓄用食料を用意したり、タンスにつっぱり棒をしたりすることぐらいでしょうし、行政であれば建物の耐震化をすすめたり、避難計画を立てるくらいなものでしょう。

同様に北朝鮮からミサイルが飛んでこないかなども気になるところです。まあ宝くじでも当たれば、そのお金で地下核シェルターを作ったり、地球の裏側のブラジルに農園でも買って移住すればいいのかもしれませんが、通常は個人ができる特別なことは何もありません。いくら怖いからといって、「怖い、怖い」とひたすら部屋に閉じこもって、このことばかり考えていても解決策など何も出てこないのです。

こんな時に自分を追いつめないために必要なのは、**自分ができることにはきちんと向き合い、自ら対応する、しかし自分の手の及ばないことについては運を天に任せて放置する**という態度です。

このような態度が必要なことは身の回りにいくらでも転がっています。「病気になるんじゃないか」「子どもが事故に遭うんじゃないか」「飛行機が落ちるんじゃないか」……挙げたらきりがありません。

こんな時は、たとえば病気が気になる人ならば、日頃から運動したり、バランスのいい食事をとるように気をつけたり、十分睡眠をとったり、定期的に人間ドックに行ったりという取り組みをしたら、あとは運を天に任せると決めましょう。

ちなみに、地震や北朝鮮のミサイル問題のように「何もできることはない」と思えた時であっても、常に一つだけはできることがあります。それは「生きている今日一日を素敵なものにするために努力する」ということです。

ぜひ、今の自分ができることを見極めて今日一日をお過ごしください。

第7章 自分を追いつめない考え方を身につけよう

ひとりでは考えない

みなさんの中には、私が話してきたように考えればいいと頭でわかっていても、ついつい今までどおりに自分を追いつめてしまう考え方にどっぷりハマって抜け出せないという方がいるかもしれません。そういう思いつめやすい人が、どうすれば自分を追いつめない考え方を身につけられるようになるか、ここからはお話ししようと思います。

まず、最初に基本中の基本から始めましょう。

それは何かというと、「何事も自分ひとりだけでは考えない」ということ。

ひとりで考えると、考えはどうしても偏りがちになります。その点、複数の人間で考えると、極端な考え方は排除され、そういう考え方に陥りにくくなります。

中には「どうせ他人は他人事なんだから、適当にしか考えてくれない」と言う人もいるでしょう。確かにそうです。他人は他人自身のことほどには、こちらのことを真剣に考えてはくれません。しょせん他人事ですから。

しかし**「しょせん他人事でいい加減」なことこそが、他人の強み**なのです。

他人はいい加減でとらわれが少ないからこそ発想が柔軟で、こちらの凝り固まった考えをほぐしてくれます。

さらに他人事だからこそ冷静に状況を分析できて、客観性を見失いにくくなります。

「こんなこと、他人に相談していいのかな」「どうせ相談しても無駄」などと考えてしまう人もいるでしょう。しかし、このような考え方をすること自体が、すでに視野が狭まってしまっている証拠です。

相談してダメなことなどありません。ぜひひとりでは考えずに、他人と一緒に考える習慣をつけてください。

どうしても相談相手に気を遣う人ならば、「相談に乗ってもらいたいんだけど、時間はとれるかな」と前置きして始めるといいと思います。

冷静な他人の力を借りるというこの方法は、人間関係がこじれた時にも役に立ちます。

たとえば、言うことを聞かない子どもとのやりとりにおいて、親子で揉めてばかりの時には、自分だけで対応せずに中立的な人に同席してもらうのも手です。特にこちらの怒りが大きすぎてコントロールできない場合は、冷静な第三者（学校や幼稚園の先生、親戚、友人、カウンセラーなど）に子どもの指導を手伝ってもらうと事態はこじれにくくなります。子どもから「自分を叱るために大人が集団で押しかけてきた」と誤解されないように「お母さんが自分ひとりだと腹を立てて叱りすぎてしまうから、一緒に来てもらったの」と事情を説明するといいかもしれません。

根拠探しをする

思いつめやすい人が物事を考える際には、ついつい悪いことばかりが頭の中に湧き上がるものです。そして「ああもうダメだ」と絶望してすぐにあきらめてしまいがちです。うまくいきそうなことを思いついても、すぐに頭の中にはそれを打ち消す考えが浮かび上がります。これは、もはやその人の考え方のクセです。クセは長年の習慣によって形成されていますので、急には変わりません。しかし絶対変わらないものかといえば、決してそんなことはありません。ちゃんと時間をかけて練習すれば、変えることができます。

生きていくうえにおいて、不都合で自分を追いつめる考え方のクセを直したかったら、まずは最初に、自分なりに「○○だ」と直感的に感じた時に、その直感を裏づける根拠をきちんと拾い上げてみることから始めましょう。**「どうしてそう考えたのか」を直感に頼らずに、理論立てて考えていく**のです。

もし根拠を考えても、今一つはっきりせず「なんとなく」である場合は、すでに視野が狭まっている可能性が濃厚ですから、気をつけてください。

次にその根拠を挙げたうえで、自分の抱いた「○○だ」という直感を否定する可能性を検討していきます。

たとえば「この企画をプレゼンしても、ライバル会社の企画に負けて、仕事はライバル会社のものになるだろう。どうせ頑張っても無駄だ」と感じたとしましょう。この場合、まずはなぜそう考えたのか、その根拠を挙げていきます。まあ「こちらの企画に魅力が足りないから」「経験が足りないから」「コネがない」「前も負けたから」などが根拠として挙げられるでしょうか?

このように根拠を挙げていけば、直感を覆して、うまくいくかもしれない可能性も見えませんか? たとえば「こちらの企画の魅力を増したら勝てるかも」「経験は乏しいけど、新鮮さを打ち出してみよう」とか……。

そしてこのように考えていけば、「どうせ頑張っても無駄」という考え方には変化が生まれ、実際にうまくいく可能性も少しずつ広がっていきます。

だからこそ、**直感を裏づける根拠をきちんと挙げるよう習慣づけることが必要**なのです。

ちなみに、不安が高い人やこだわりやすい人で、大丈夫という理由を探そうとしても、うまくいかない可能性ばかりが頭の中に浮かび上がってきます、という人は、ひとりではなく他人と一緒に根拠探しをしたほうがいいでしょう。

選択肢を増やす

さて、さらに一歩進みます。根拠を探した次に行うのは「選択肢を増やす」作業です。「選択肢を増やす」というのは「可能性を広げる」と言い換えてもいいかもしれません。

選択肢を増やせるようになるためのトレーニング方法を一つお話しします。それは**「最悪の場合」や「最善の場合」など極端な時にどうなるか考えてみる**方法です。

では「夫に頼んだってどうせ手伝ってくれない。頼んでも無駄だから頼まない」と考えている人を例に挙げて考えてみましょう。

もし手伝いを頼んだらどうなるか、まず「最善のパターン」で考えてみます。

夫に頼んだら「いや、何か言いたそうだなあと思っていたんだ。言ってくれてありがとう。頼りにしてもらってうれしいなあ。愛してるよ、よしよし。他にも何かないかい？何でもするよ……」こんな感じでしょうか。こんなことも稀にはあるかもしれません。

「こづかいが今月は厳しい」なんて時の夫ならありえます。

次に「最悪のパターン」を考えましょう。

「はあ、頼みとかやめてくれよ！　面倒くさい！　忙しいのに迷惑だ！　腹が立つ！あとにしてくれ！　疲れている俺を当てにするなんて思いやりが足りない女だ！」くらいでしょうか？　まあ、さすがにここまで言われたら、やってられないでしょうし、離婚も頭に浮かぶかもしれません。

離婚するかどうかということは横に置いておいて、ここで、さらに「もし仮に最悪のことが起こったとして、果たしてどうなるの？」と考えてみましょう。

この場合、「頼みをけんもほろろに断られて、自分でするしかなくなった」となるわけですが、それは最初から夫に手伝いを頼まなかった場合と実はまったく同じ結末です。

こうして考えていくと「頼んでも無駄だから頼まない」という選択肢以外にも「期待しないけど頼んでみる」という選択肢が浮かび上がってきます。

現実は「最善」のことも「最悪」のこともあまり起こらず、たいていは最善と最悪の間のどこかに収まるものです。まあ「面倒くさそうに手伝ってくれる」くらいが多いのではないでしょうか？

このように最善・最悪など極端な場合を考えてみることで、選択肢の幅が生まれてきます。ぜひ練習してみてください。

自分の考え方のクセを知る

ゴルフでも野球でもスイングのクセを直すためには、どこが問題であるか正確に把握しなければなりません。物事の考え方のクセもそれと同じで、クセの把握は欠かせません。自分のクセを把握するためにはどうすればいいでしょうか。ちゃんと方法があります。

では、練習問題です。

気になる異性に告白しようとしている場合を思い浮かべてください。

そして前にならって、まずは「最善の結果」を考えてみましょう。

「俺も大好き。付き合って！」おめでとう。パチパチパチパチ。

では「最悪の結果」は？

「おまえなんか大嫌い。近寄るな！」もはや泣くしかありません。

そして「現実的に起こりそうなこと」は？

「まず、メールアドレス交換から」。うーん、こんなあたりか……。

さて次に、**最善の結果、最悪の結果、現実に起こりそうなことがそれぞれ何％くらいの確率で起こるか想像してみましょう**。そして何％の確率でどこに収まるか想像したあとに、実際に告白すれば、どの予想が当たったかがわかります。

これはあくまでも例に過ぎませんが、現実生活の中で、同様の振り返りを何度も重ねていけば、自分が楽観的に過ぎるのか、悲観的に過ぎるのかなど、自分の考え方のクセがわかります。

さらにきちんとやろうとすれば、これを記録してデータを蓄積しておけば、より正確に自分の考え方のクセが把握できます。

自分を客観的に外から見てみる

自分を追いつめない考え方を身につけるためのユニークな練習方法がありますので紹介します。これは自分を客観的に外から見てみる方法です。

この方法は二人一組で行います。

まず、自分の陥りがちな悲観的で思いつめた考えを相談相手に言葉に出して伝えます。その内容が共有できたら、次に相手と自分の役割をチェンジして、こちらが話したように相手に話してもらいます。要するに、相手に悩んでいる私の役を演じてもらうわけです。そのうえで自分は悩みを語る相手をなだめたり、勇気づけたり、アドバイスする役を演じます。実際に**相手の立場で言葉に出して演じると、自分のあり方が客観的に見えてきます。**思いつめている部分が浮き彫りになってくるのです。

ちなみにこの方法に慣れたら、自分ひとりで口に出して一人二役で自問自答する形へと発展させていくといいでしょう。

このユニークな方法は、ケンカばかりしてしまう親子でやっても面白いです。親が子どもの、子どもが親の役割を演じ合うことで、お互いの気持ちを理解できることがあります。さらに職場内でもコミュニケーションを改善するための研修で、上司と部下が役割逆転して演じても面白いのではないでしょうか?

昔、心理学者のジョセフとハリーはコミュニケーションにおける一つの考え方を提示しました。それは後日、二人の名前をとって「ジョハリの窓」と呼ばれるようになりました。その考え方によると、人の心は四つの窓から覗けるそうです。

一つ目は「開放の窓」。自分にも他人にも見えている部分を指します。

二つ目は「盲点の窓」。他人からだけ見えている部分です。

三つ目は「隠蔽《いんぺい》の窓」。これは自分だけが見える部分です。

四つ目は「未知の窓」。自分にも他人にもまだ見えていない部分です。

自分自身のことを考える際には、どうしても自分だけが見えている「隠蔽の窓」に重きを置いて考えがちです。しかし、自分自身を知るには、他人からだけ見えている「盲点の窓」こそが役に立ちます。それは、自分自身が知らず知らずのうちに陥っている不都合な考え方のクセに気づくためのヒントが得られるからです。

「君って○○なところがあるよ」**と思わぬところを指摘された時に「そんなはずはない」といきなりはねつけることなく、「そうなのかもしれないな」「それも自分の一つの側面なのかもしれないな」と素直に取り入れてみましょう。**すると、自分自身のことが今までより理解できるようになると思います。

第8章　問題を解決するために

内面ではなく行動でとらえる

私たちの人生において、何かうまくいかないことが発生して、それに向かい合えない時に、私たちはついつい自分の生い立ちや心の内面に注目しがちです。

しかし、自分自身の生い立ちなんて今さら変えることはできないし、自分の心の内面にしたって何をどう変えたらいいのかわからない。もしかしたら、自分の内面を深く掘り下げ続ければ、いつかは何か変わるかもしれないけれど、それには膨大な時間が必要です。急に変えることはできません。

しかし私たちは、今まさに目の前に起こり続ける問題に対処し続けなければなりません。

では、どうしたらいいのでしょうか？

それを解決する一つの方法があります。それは**何か問題が発生した時に、その原因を心の内面に求めるのではなく、適応的でない行動をとっているからだと考える**方法です。

たとえば、職場の上司との関係がうまくいかないという悩みがあった場合に、「私は親からいつも厳しくされていたので、ついつい上司を親と重ねてしまってうまくいかない」などと生い立ちや背景を重視するのではなく、「上司と朝会った時に『何か怒られるのではないか』と受け止めて、『下を向いて、挨拶しない』という振る舞いをとっているから関係がうまくいかない」という形で問題を行動としてとらえるのです。

このように問題を「どう受け止めて」「どう振る舞っているのか」と行動でとらえれば、問題を解決するための行動を探すことができます。

たとえば先ほどの例ならば、「朝、おはようございますと自分から挨拶する」という最初の行動目標を見つけることができるでしょう。

問題を解決するためには〝なぜこうなった〟と考えるよりも〝何〟が〝どのように〟なったらいいかと考えるのが大切なのです。

目標は具体的に

大切なのは、過去でなく、自分が今からどう行動するかです。行動を変えるためには自分の「考え方のクセ」や「振る舞い方のクセ」を見つけて最初にどこから自分の振る舞いを変えていくか、目標を決めて取り組むといいでしょう。

目標を立てる時は、「具体的な目標を立てる」ことを心がけてください。

・職場でのコミュニケーションがうまくいかないならば、「コミュニケーション力を高める」ではなく「朝からおはようと声をかける」。

・夫婦でケンカばかりしているならば、「夫婦円満」ではなく、「あんたっ！ と言わない」とか「殴らない」とか。

・買い物に行くとつい買いすぎてしまうならば、「もっと節約する」ではなく「一回の買い物は三〇〇〇円まで」とか。

・小さい子どもを抱えて母親としての自分に自信がもてないならば、「いい母親になる」ではなく「次の日曜に子どもと公園に行く」とか。

抽象的な目標を立てても、実際にどう振る舞ったらいいかがよくわかりませんし、仮に

自分がその目標に向けて努力したとしても、合格点だったかがよくわかりません。

だからこそ、**目標を具体的にする**ことは大切なのです。

目標は小さく刻む

目標を決める際にはもう一つ、大切なポイントがあります。それは「**日々の目標は簡単で可能なことから少しずつ**」ということです。

最終的な目標として大きな目標を立てるのは構わないのですが、日々の目標に関しては少しの努力で実現できそうなことにしましょう。最初からあまりに大きな目標は立てては いけません。

ちょっと例を挙げます。たとえば独身のあなたが通っているスポーツジムにまさに好みのタイプの異性が現れたとしましょう。「あの人いいなあ。どうしても結婚したい」と思った際にまずどうしますか?

たいていは、まずは相手にどうにかして声をかけるという目標を立てて、「こんばんは」と挨拶することから始めますよね。挨拶できたら大成功。次は目標を少しアップして、挨拶だけでなく、他の話も少しずつしていくという作戦を遂行。それでさらに親しくなったら「このあと、食事にでも行きませんか」と誘うという感じで、段階的に最終目標であるプロポーズまで進めていくのが普通でしょう。

これをいきなり初日から「まず結婚を申し込む」なんて大きすぎる目標立ててしまったら大変です。「ああ、今日もプロポーズできなかった」「ああ、また今日もまたダメだった」となるに決まっています。その異性との日々は何一つ目標を達成できないまま、いたずらに過ぎていくこととなるでしょう。それに相手にしたって、話したこともない相手からいきなりプロポーズされても気味が悪いばかりです。下手すれば通報されて、そのスポーツジムも出入り禁止となるかもしれません。

このように大きすぎる目標を立ててしまうと、なかなか達成できません。失敗の連続の中、次第にやる気も失われてしまいかねません。目標は実行可能なものとして、少しずつ大きくしていくのがいいのです。

さらにいうと、小さな目標を立てて、その目標を達成した時には、もともとは困難だった次の目標のハードルも下がって、多少実行しやすくなっているものです。これは「だるま落とし」で下の積み木をはじきとばすと上の積み木が次第に下に落ちてくるのをイメージするとわかりやすいでしょう。

だからこそ、最初から目標を大きなものとせずに、小さな目標を立てて少しずつ達成していくことが必要なのです。

できることから広げていく

「このままの自分じゃダメだ、何か変わらなきゃ」と思った時に、今までの自分自身を急にモデルチェンジしようとする人がいます。髪型や化粧法くらいならばいいかもしれません。しかし、今まで家にずっと閉じこもっていたのに、急にガンガン他人と交流しようとしたり、真面目キャラだったのに〝ふしだら〟〝不埒〟になろうとしたりするのはたいていうまくいきません。きっとこじれます。

自分自身の「抜本的改革」というのは威勢だけはいいのですが、いままで長年積み重ねてきた自分の持ち味までつぶしてしまう、失敗しやすい方法なのです。

それよりもいいのは、すでにできていることを活用して、少しずつ行動を変化させるやり方です。

たとえば、長年家に引きこもっている自分を変えたいならば、行ったこともない場所にいきなり行くのではなく、今までも週一回行っていた近所のスーパーに週二回行くとか、母親となら今までも行っていたなじみの本屋にひとりで行ってみるというあたりから始めるといいでしょう。また、友だちとは楽しくしゃべれるけれど、人の多い繁華街は苦手だという人であれば、楽しくしゃべれる仲のいい友だちと一緒に繁華街に行くことからチャレンジすればいいと思います。

このように苦手なことを克服しようとする際は、すでにできていることの回数を増やすことから始めたり、今でもできていることを別の場所や、ちょっと状況を変えてやってみたりするといいのです。それが無理なく、しかし着実に自分を向上させるコツです。

そこにすでにあるいいものを探す

たとえば思春期の子育てで、子どもを今よりいい方向に導こうと自分なりに頑張っているのにうまくいかないとしましょう。

「こうしてあげたらいいかな」「ああしてあげたらいいかな」よかれと思って言ったことがことごとく裏目に出て、子どもとの関係はぎくしゃくするばかり……。腹が立ったり、ひどく疲れたり……。子どものできないことばかりに目が向いてイライラしてしまいます。

そんな時は、子どもの行動を改善しようという取り組みを一時ストップしましょう。あ

まりにうまくいかない時は、いったん目標は現状維持と定めるのも手なのです。

そのためには、〝そこにすでにあるいいもの〟を探してみましょう。言うことは聞かないけど「食欲は旺盛」「友だちとは生き生きと遊ぶ」、勉強はいやがるけど「本を読むのは大好き」「パソコンは大好き」など、探せば何かあるはずです。

そして、まずは今もそこにあるいいものを話題にして、ともに楽しむことに努めると意外と事態は好転していくことが少なくないのです。

まあ、子どもへのアプローチが少々遅れたからといって、何も慌てる必要はありません。そもそもどんな関わりをしようとも、子どもの行動は年単位でしか改善しないのですから。

目標は状況によって柔軟に切り替える

目標を決めて取り組んでも、なかなかうまくいかないことがあるかもしれません。あまりにも長い間、うまくいかない状況が続いた時にはちょっと立ち止まって考えなければいけません。何を見直すかというと、それは「立てた目標が高すぎなかったか」ということです。

場合によっては、状況に応じて目標を柔軟に切り替える必要があります。

自らを苦しめているのは、現実の状況と掲げた目標との間にあるギャップです。そのギャップは、自分の現状が改善することでも縮まるけれど、目標を引き下げても縮まります。つまり目標を下げることで、苦しさが減って、少しだけ余裕が増えるわけです。そのわずかに得られた余裕は苦しい日々をしのぐ際の支えになります。

がんに苦しむ患者さんを前にして、外科医は患者さんを支えるために目標を切り替え続けます。もちろん最初はがんを治そうとします。しかし、根治が難しいとわかった際には、がんの大きくなるスピードを遅くすることを考えます。それすら無理とわかった際には、患者を苦しめる痛みだけでもとろうと考えるはずです。そしてさらに、それすら無理だと判明した場合、会いたい人に会わせたり、患者が自宅に帰りたがれば自宅に帰して、家族とともに過ごす時間を提供するのです。

このように**一度決めた目標であっても、状況に合わせて柔軟に変えることで、どうしようもないと思った場面でも絶望せずに踏みとどまれる**ようになるのです。

実施状況を視覚化する

目標に向かって実際に取り組もうとする際に、モチベーションを保つために有効な方法が二つあります。いずれも単純な方法です。

まず一つ目は、何を行うか、そして実際にどの程度実施できているかを視覚化するという方法です。

視覚化、すなわち実際に目で見てわかるように、すべきことを紙に書きます。そしてさらにその実施状況も書いて、達成率を評価するという方法です。もちろん書いたものは目に触れやすいところに置いておきます。

書き方には工夫がいります。ダイエットを例に考えてみましょう。

・「ダイエットを頑張る」とか「やせるぞ」などといった抽象的な書き方にせず、「二二時以降には食べない」など具体的に書く

・「一年後に一〇kgやせる」などの長期目標だとこまめに評価ができないので「昨日と比べて体重が減っている」などこまめに評価できるように書く

・「チョコは絶対食べない」など無理な目標を立てると失敗が増えすぎるので「チョコは一日三個まで」など実現しやすい形で書く

などがいいでしょう。

そしてさらに、体重の減り具合をグラフにしたり、チョコ三個以内という目標が連続何日達成できているかを書いて貼ったりするのです。

わざわざ紙に書いて実行するなんて、子どもじゃあるまいしバカらしいと思われるかもしれません。私もそう思っていたのですが、実際に患者さんにやってもらうと、書くと書かないでは成功確率は大違いです。子どもも大人も同じです。本当に単純なことなのですが、成功したければしっかり書いて視覚化してください。

自分へのごほうびを用意する

もう一つの方法は、自分へのごほうびを用意するということです。

自分へのごほうびの与え方には二つあります。

一つ目は、**目標が達成できたら、いいことが増えるようにすること**。最初から、何を達成したら、どんなごほうびを自分に与えるか、決めておきます。そして実行できたら「食べログで評価が高いフランス料理店に贅沢なディナーを食べに行く」とか、「△△のブランドバッグを買う」などのごほうびを実行に移すのです。

二つ目は、**目標が達成できたら、いやなことを減らしていいことにすること**。たとえば、達成できたら「一日有休を取って面倒な仕事を休む」とか、夫の協力を取りつけて「家事を休んでその日は夫に任せる」とか、いずれも自分が頑張れそうなテーマを事前に決めておくのがコツです。

もちろん、「うまくできなければ、いやなことを増やす」という罰を決めておいて、組み合わせても効果的だと思います。

そして最終的には、自分が目標を達成できたという〝満足感〟そのものがごほうびとなっていく段階に達すれば、もはやごほうびは不要となるでしょう。

目標達成には環境整備も大切

その目標を実際に実行していこうとする際に、自分が頑張ることも大切なのですが、もう一つ、手間がさほどかからず、効果も確実で、即効性のある方法があります。

それは、**事前に自分の周囲の環境や状況を整える**ことです。たとえば、

・「ついつい自宅で間食ばかりしてしまう」ならば「自宅にお菓子を極力置かない」

・「仕事帰りに無駄な買い物ばかりしてしまう」ならば「仕事に行く際は財布に三〇〇〇円しか入れない」

・「スマホのゲームで課金しすぎる」ならば「クレジットカードをもたない」「スマホにクレジットデータを入れっぱなしにしない」

・「朝、ついついゆっくりしすぎて遅刻してしまう」ならば「タイマーを出発一〇分前に鳴るように設定しておく」

などがこれに当たります。

このように、事前に現実生活における工夫をすれば、自分の意思の力で頑張らなければならないことがグンと減って、楽に行動を変化させることができるでしょう。

主要な引用・参考図書（順不同）

（1）宮田雄吾『学校生活じぶん防衛軍――〈学校・友達・家族・自分〉サバイバル術』情報センター出版局、二〇〇六年
（2）宮田雄吾『子どもの心の処方箋――精神科児童思春期外来の現場から』新潮社、二〇〇九年
（3）宮田雄吾『14歳からの精神医学――心の病気ってなんだろう』日本評論社、二〇一一年
（4）スーザン・R・グレッグソン（汐見稔幸、田中千穂子監修、上田勢子訳）『ストレスのコントロール――ストレスを減らす方法を知ろう』大月書店、二〇〇四年
（5）小倉清『子どものこころ――その成り立ちをたどる』慶應義塾大学出版会、一九九六年
（6）櫻井武『睡眠の科学――なぜ眠るのかなぜ目覚めるのか（改訂新版）』講談社、二〇一七年
（7）古賀良彦『睡眠と脳の科学』祥伝社、二〇一四年
（8）ペネロペ・ルイス（西田美緒子訳）『眠っているとき、脳では凄いことが起きている――眠りと夢と記憶の秘密』インターシフト、二〇一五年
（9）松田英子『夢と睡眠の心理学――認知行動療法からのアプローチ』風間書房、二〇一〇年

(10) 斎藤秀俊『浮いて待て！命を守る着衣泳―水難学会指定指導法準拠テキスト』新潟日報事業社、二〇一二年
(11) ウィリアム・H・フレイII、ミュリエル・ランセス（石井清子訳）『涙―人はなぜ泣くのか』日本教文社、一九九〇年
(12) 有田秀穂「涙とストレス緩和」『日本薬理学雑誌』一二九巻二号、九九―一〇三頁、二〇〇七年
(13) 明治安田厚生事業団監修、永松俊哉編『運動とメンタルヘルス―心の健康に運動はどう関わるか』杏林書院、二〇一二年
(14) 岩井寛『森田療法』講談社、一九八六年
(15) 高橋俊介監修、高層建築研究会編著『耐震、制震、免震の科学』日刊工業新聞社、二〇一二年
(16) 秋本崇之、扇原淳「疫学からみたエビデンス」『臨床スポーツ医学』一九巻一一号、一二八三―一二八七頁、二〇〇二年
(17) 佐藤光源、洲脇寛責任編集『薬物・アルコール関連障害　臨床精神医学講座　第8巻』中山書店、一九九九年
(18) 橋本恵理、齋藤利和「アルコール依存症と気分障害」『精神神経学雑誌』一一二巻八号、七八〇―七八六頁、二〇一〇年
(19) 井村裕夫、尾形悦郎、高久史麿、垂井清一郎編『内分泌疾患3（カルシウム代謝異常）最新

内科学体系　第14巻』中山書店、一九九三年
(20)中村丁次監修、朝日新聞出版編著『栄養素図鑑と食べ方テク―もっとキレイに、ずーっと健康』朝日新聞出版、二〇一七年
(21)坂野雄二『認知行動療法』日本評論社、一九九五年
(22)ジュディス・S・ベック（伊藤絵美、神村栄一、藤澤大介訳）『認知行動療法実践ガイド―基礎から応用まで（第2版）』星和書店、二〇一五年
(23)山上敏子『方法としての行動療法』金剛出版、二〇〇七年
(24)中島義明ほか編『心理学辞典』有斐閣、一九九九年
(25)中井久夫「精神健康の基準について」『中井久夫著作集　精神医学の経験　第6巻　個人とその家族』一七五―一八三頁、岩崎学術出版社、一九九一年

あとがき

本書は、長崎および佐賀県で放送されたラジオの朝ワイド番組「あさかラ！」で毎週火曜日の朝九時三四分頃から約五分程度お話ししている「宮田先生のあさかラ！グッドステップ」のコーナー内容をまとめたものです。

長崎では番組の始まった二〇一七年四月から、佐賀では二〇一八年四月から放送されています。そのなかでは、約二年間にわたり、ストレスに対してどのように向かい合っていけばいいのか、そしてどうやってストレスに持ちこたえやすい形に自分の考え方や行動を変えていけばいいのかについてお話ししてきました。それは私が精神科医として仕事をしていくなかで知識として学んできたこと、実際の臨床場面で患者さんとやりとりする中で気づかされたこと、私を育ててくださった先輩方から教わったことです。特に現川崎市こども未来局児童家庭支援・虐待対策室担当部長の大塚俊弘先生から以前教わったことはたくさん盛り込ませてもらっています。
本書が、少しだけでもストレスに悩むみなさんの役に立てばといいなと思います。

「あさから！」はＮＢＣ長崎放送が放送しています。ＮＢＣとはNagasaki Broadcasting Company Limited の略です。世界的にはＮＢＣというと米国の三大ネットワークの一つであるＮＢＣ（National Broadcasting Company）を思い浮かべる人が多いかと思いますが、長崎育ちの私にとってＮＢＣといえば長崎放送です。長崎県で最初に誕生した民放局で、長崎の民放ＡＭラジオはＮＢＣだけです。子ども時代、私は夕方になると誕生日を迎える赤ちゃんや子どもへのおめでとうメッセージを代読する「お誕生日おめでとう」という番組を聴くのが大好きでした（この番組は現在も放送されていて、なんと四五年近く続いています）。

さて、放送当日は、まず私は大村共立病院の医局に朝九時二五分くらいから待機して、電話を待ちます。そして時間になるとディレクターから電話が入ります。そして本番は電話を前に準備していた原稿をもとに村山仁志アナウンサーやパーソナリティとともに話をしていくわけです。日によっては周囲のデスクに他の医師が座って静かに聴いています。
基本は生放送です（録音したのはたしか一回しかなかったと思います）。一度は元旦にも放送があって、そのときは家族がニヤニヤしながら息をひそめる中、自宅からの放送となりました。

放送は長崎・佐賀の二県だけですが、他の地域の方もスマホアプリのradikoのプレミアム会員になれば聴くことができますので、よろしければお聴きください。

さて、私がどうしてこのような機会をいただくことができたかというと、それは同番組を担当している村山アナウンサーが声をかけてくれたからです。彼は私の中学の同級生で三五年を超える付き合いなのです。

ちなみに彼のことをちょっと紹介しますと、彼はこの「あさかラ！」のパーソナリティとして、第五五回ギャラクシー賞ラジオ部門ＤＪパーソナリティ賞を受賞しています。加えて作家としての顔をもち、これまで『午前〇時のラジオ局』（ＰＨＰ文芸文庫）シリーズを始め、計六冊の小説を出しています。

彼が声をかけてくれなかったら、こんなにしっかり時間をとってメンタルヘルスに関する情報を広くみなさんにお届けする機会はありませんでした。そして当然この本もできあがることはありませんでした。村山君、ありがとう。今後ともよろしく。またＶ・ファーレン長崎の応援に行きましょう。

そしてこの番組のディレクターである久保田麻智子さん、さらに歴代パーソナリティの佐々野宏美さん、谷口亜純さん、古田沙織さん、高月晶子さん、上手にサポートいただき、本当にありがとうございます。

そして最後になりましたが、本書を企画するにあたり、スピーディに、そして知恵と汗を絞ってこのような形に再構成してくださった日本評論社の植松由記さんにも、深く感謝いたします。

●著者略歴――――

宮田雄吾（みやた・ゆうご）

1968年、長崎市生まれ。精神科医。４児の父親。

長崎大学医学部卒業後、児童心理治療施設「大村椿の森学園」園長や「横浜カメリアホスピタル」院長などを歴任。

現在、医療法人カメリア大村共立病院副院長と大村椿の森学園主任医師を兼務し、主に児童思春期の子どもたちの治療にあたっている。長崎ウエスレヤン大学、活水女子大学非常勤講師。

主な著書に『14歳からの精神医学』『やっかいな子どもや大人との接し方マニュアル』（日本評論社）、『こころの病気がわかる絵本』『子育てがつらくなったら読む本』（情報センター出版局）、『「生存者」と呼ばれる子どもたち』（角川書店）、『子どもの心の処方箋』（新潮社）、『うちの子に限って⁉』（学習研究社）などがある。

ストレスに強《つよ》い人《ひと》になれる本《ほん》

2019年７月15日　第１版第１刷発行

著　者――宮田雄吾
発行所――株式会社日本評論社
〒170-8474 東京都豊島区南大塚3-12-4
電話 03-3987-8621（販売）-8598（編集）振替 00100-3-16
印刷所――港北出版印刷株式会社
製本所――株式会社難波製本
装　幀――図工ファイブ
カバーイラストレーション――大庫真理
検印省略

ISBN978-4-535-98483-7　Printed in Japan

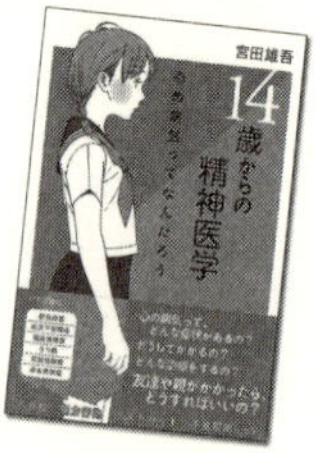

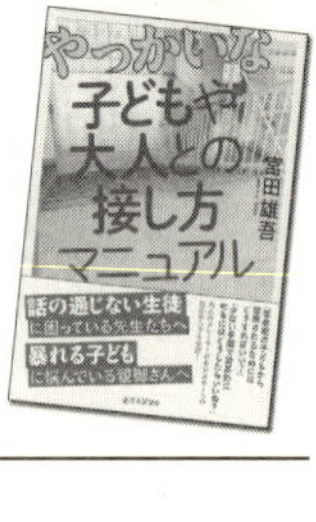